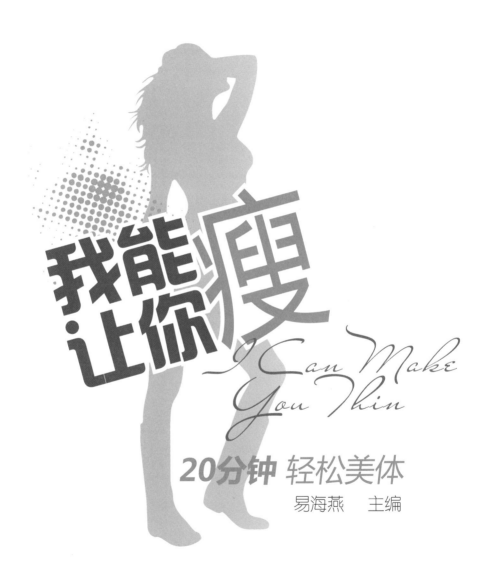

我能让你瘦

I Can Make You Thin

20分钟 轻松美体

易海燕　主编

农村读物出版社

图书在版编目（CIP）数据

20分钟轻松美体：我能让你瘦／易海燕主编.—
北京：农村读物出版社，2011.12
ISBN 978-7-5048-5539-8

Ⅰ.①2… Ⅱ.①易… Ⅲ.①减肥—方法 Ⅳ.
①R161

中国版本图书馆CIP数据核字(2011)第216691号

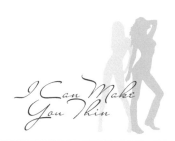

责任编辑　刘宁波
出　　版　农村读物出版社（北京市朝阳区农展馆北路2号 100125）
发　　行　新华书店北京发行所
印　　刷　中国农业出版社印刷厂
开　　本　787mm×1092mm　1/16
印　　张　10.75
字　　数　200千
版　　次　2012年8月第1版　　2012年8月北京第1次印刷
定　　价　36.00元

编委会名单

主编：**易海燕**

编著者：**易海燕　刘令姝**

示范：**易海燕　罗琳**

摄影：**贾勇（北京海燕摄影工作室）**

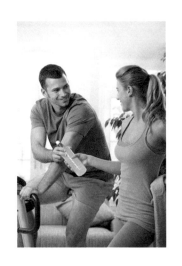

写在前面

你是否注意到你的身体在不知不觉中发生着变化：原本傲然挺立的胸部、娇翘圆润的臀部在地心引力的作用下，不可逆转地向下滑去；秀美的脖子突然间有了赘肉和横纹；曾经纤细的腰肢和平坦的小腹，不可抑制地向外扩张着；吃得越来越少，体重却还是越来越重；肌肤不再光滑、洁净，有的地方非常的干燥，有的地方却还长着难看又难受的小包包。

身体的这些变化可不是一朝一夕就能够显现出来的，它是一个日积月累的过程，认真审视一下自己吧，赶快和我们一起运动起来，让时光倒流吧！

作为一名健康顾问，我是如何保持良好的身材和旺盛的精力以创造属于自己的美丽幸福生活的呢？随着阅读这本书你就会明白其中的诀窍。

易海燕

写在前面

第一章　从头到脚100个瘦身训练

第二章　从早到晚30天瘦身秘笈

10分钟晨练
8分钟晚间运动
瘦身食谱
每周日志

第一天	第十一天	第二十一天
第二天	第十二天	第二十二天
第三天	第十三天	第二十三天
第四天	第十四天	第二十四天
第五天	第十五天	第二十五天
第六天	第十六天	第二十六天
第七天	第十七天	第二十七天
第八天	第十八天	第二十八天
第九天	第十九天	第二十九天
第十天	第二十天	第三十天

目录
Contents

From Head
To Foot

第一章
从头到脚100个瘦身训练

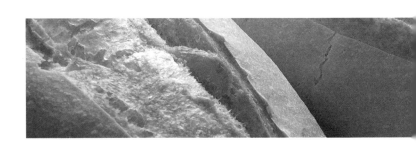

一、节食真能*瘦*吗?

　　肥胖不光会使你的身材变得臃肿，加速衰老，而且最重要的是会给人们的身心健康带来极大的危害。肥胖者易患心脏病、关节炎、高血压、糖尿病、胆结石、中风等严重影响身体健康的疾病。正因为这样，保持身材的苗条就成了很多人，尤其是爱美女性的愿望，减肥成了女人一生都在关注和烦恼的问题。减肥的产品层出不穷，减肥的手段五花八门，女人们在自己身上不知道用了多少种减肥产品，试了多少种减肥方法，但是，效果如何就……

　　节食是大多数想减肥女性首先会想到的方法。不可否认节食是改变体重最有效的方法之一，而且非常的快速。但是，节食减肥的严重后果却是很多人都没有想到的:

　　节食减肥既减掉了脂肪同时也减掉了肌肉，因此节食减肥者通常皮肤相当松弛，容易衰老。体重是轻了，但体型相当难看。

　　肌肉的丢失会降低你的基础代谢率。这也就是为什么通过节食减肥刚开始会很有效，然后就再也减不掉，而且开始反弹的原因。

　　节食还会严重地损害身体健康。节食会造成营养不良、贫血、低血糖、月经不调、厌食症、骨质疏松等多种疾病。

　　节食会使脂肪代谢发生紊乱，增加脂肪细胞的吸收和储存能力，减弱消耗的能力，因此节食者往往越减越肥。

二、运动减肥的第一要招

通过运动来保持体型，是非常有效的。不仅可以帮助我们提高心肺功能，改善心血管系统，延缓衰老，从而保证健康的生活品质；而且在减脂和保持体型方面，运动也是非常有效的手段。

● 运动可以促进肌肉的合成，帮助我们对抗年龄所造成的身体老化。

● 肌肉含量的增加还可以帮助我们消耗更多的脂肪。

● 运动还可以促进脂肪消化酶速度加快，使得身体对脂肪的利用率增高。

● 加快血液循环，增强毛细血管对皮肤的营养作用，保持肌肤的弹性和光泽。

● 肾上腺素的分泌，可以使人心情愉悦、乐观向上。

这些作用是任何减肥产品都不能做到的。但是，一提到运动，很多女性马上就会有一大堆的理由来拒绝运动。例如：我也运动了，可是好像一点都没瘦，运动真的能减脂吗；想运动，可是不知道应该怎么练；我想运动，可是太忙了，没有时间；想活动一下，可是没有合适的场地；工作那么累，哪里还有力气锻炼啊……

现在，让我来教你如何让自己越变越美丽吧！首先，要全方位地了解自己的身体——到底是脂肪增多，还是肌肉松弛；是腰粗，还是腿太粗，等等。然后，再针对不同的部位，集中进行练习。在这里我们为你精心设计了几套方案，针对身体的各个部位设计了动作。每天清晨起来，或在上班的空当时间，或是晚上临睡前，你都可以根据自己的具体情况，选择合适的方案，运动15~30分钟。坚持每周至少有3~4个30分钟，相信你一定会越来越健康，越来越有魅力。

坚定信心！让我们睁大眼睛看看自己的变化吧！

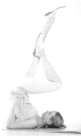
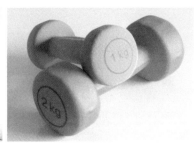

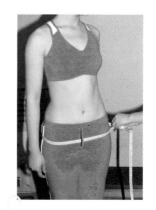

三、算出美丽

我胖吗？我的体重超重了吗？我的三围标准吗？我的身材完美吗？一想到自己的身材每个女人的心里都有许多疑问，那就先按几个公式算算吧！看看自己到底胖在哪里。

1、体重测量法

体重通常是我们用来衡量胖瘦的最重要、最直接的标准之一，请参考下面的简单公式：

● 身高165厘米以下的女性：

正常体重（千克）＝身高（厘米）－ 102.5（千克）

● 身高165~175厘米的女性：

正常体重（千克）＝身高（厘米）－ 107.5（千克）

● 身高175厘米以上的女性：

正常体重（千克）＝身高（厘米）－ 112.5（千克）

● 苗条体重（千克）＝正常体重（千克）X 90%

评价：超过正常体重时，你的身体就已经有了发胖的趋势，需要引起高度重视。如果大大超出了正常体重就应该好好地正视肥胖的问题，及时解决。

2、皮脂厚度测量法

很多人认为体重较大就一定是脂肪过多；体重较轻就一定不胖。其实这一回答并不完全正确，因为体重过重有两个原因：一是肌肉发达，二是脂肪增多。脂肪堆积造成的超重，这才能称之为肥胖，但若是因肌肉发达造成的超重，这就不能认为是肥胖。另外，体重较轻的人也有可能脂肪含量很高。因此，我们不能把体重作为衡量肥胖的唯一标准，而应与体内脂肪的含量相结合作为衡量肥胖的标准。

● 通过相应的仪器来测量皮脂

理想的体脂比：女性为18%~22%。女性体脂含量超过30%都应称为肥胖。另外，对于女性来说，体内的脂肪含量也不可过少，过低的体脂会严重影响内分泌。

● 简单的"掐掐"法

手臂：手臂后侧，肩锋和肘关节的中间，用手指垂直捏起，厚度超过1~1.5厘米就是脂肪太多了。

后背：在肩胛骨内下角处，捏起的皮褶方向斜下（远离身体）呈45度角，厚度超过2厘米就是脂肪太多了。

腹部：肚脐旁3~4厘米处，垂直捏起皮褶，厚度超过2厘米就是脂肪太多了。

侧腰：在髂骨上端1厘米处，捏起的皮褶方向要指向斜前下方，厚度超过1.5~2厘米就是脂肪太多了。

大腿：大腿前侧，膝盖和腹股沟（大腿顶端的折痕处）的中间，垂直捏起皮褶，厚度超过2厘米就是脂肪太多了。

小腿：小腿后侧最粗的地方，垂直捏起皮褶，厚度超过1厘米就是脂肪太多了。

注意：通常我们测量时，大多选择右侧来进行测量，捏皮脂时要避免捏到肌肉。

3、腰臀比

这一测量方法常常被用来确定与肥胖有关的冠状动脉疾病的患病概率。科学研究表明，堆积在腰腹部的脂肪的危害性比堆积在身体的其他部分的脂肪的危害性更高，因为，腰腹部脂肪所含的胆固醇属于低密度脂蛋白，这种脂蛋白容易造成血管堵塞，增加了患病概率。

腰臀比=腰围÷臀围

评级表：

	正常范围		腹部肥胖		
	优秀	良好	中等	危险	极危险
女	小于0.75	0.75-0.8	0.8-0.85	0.85-0.9	大于0.9

4、BMI（身高体重指数）

计算方法简单，常用来评价与肥胖有关的对健康的危害性程度。指数越大，体脂水平越高。

BMI = 体重（千克）÷身高^2（米^2）

BMI < 20：体重过轻。

20≤BMI≤25：体重正常，继续保持。

25 < BMI≤30：体重超重，你需要加强锻炼，并注意饮食。

BMI > 30：肥胖，你真的需要减肥了。

5、围度

围度结合皮脂厚度"掐掐"法，能更准确地判断你究竟是胖在哪里。

● 胸围：

用尺子环绕胸部，后面置于肩胛骨的下缘，前面置于乳头的上缘。

胸围（厘米）= 身高（厘米）×0.53

● 腰围：

腰部最细的地方。

腰围（厘米）= 身高（厘米）×0.37

● 腹围：

尺子绕肚脐下一周。

腹围（厘米）= 身高（厘米）×0.457

● 臀围：

双脚并拢，用尺子绕在臀部的最大处。

臀围（厘米）= 身高（厘米）×0.542

● 腿围：

直立，尺子绕腿根下3厘米处。

腿围（厘米）= 身高（厘米）×0.26

做个健康记录吧！每隔3个月测量一次，有规律地进行监督，能很好地控制身体的变化，在问题最轻的时候就把它解决掉。

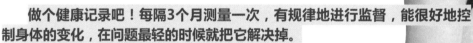

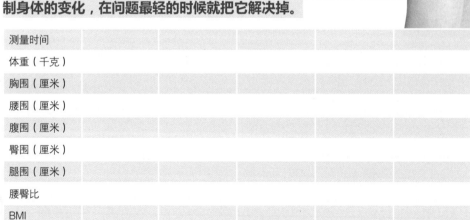

测量时间					
体重（千克）					
胸围（厘米）					
腰围（厘米）					
腹围（厘米）					
臀围（厘米）					
腿围（厘米）					
腰臀比					
BMI					

四、局部塑身

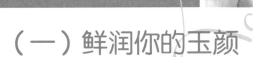

（一）鲜润你的玉颜

1 >>

适当地进行脸部运动，可以结实脸部肌肉，帮助消除脂肪。

Act 1：用力噘腮，收紧脸颊，然后放松。

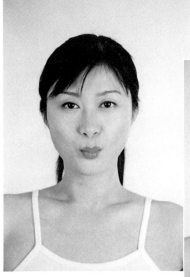

Act2：张大嘴，拉长面部肌肉。

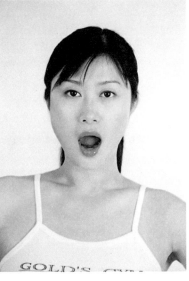

2 > >

穴位按摩，能达到消除脂肪的效果，
还可以帮助提升面部轮廓。

Step 1：用手指按压攒竹穴（位于眉头凹陷处），然后向上推至发际。

Step 2：按压睛明穴（位于内眼角处），然后沿着鼻翼上下轻轻推动。

Step 3：将手指放在嘴角处，然后向耳根方向做提拉的动作。

Step 4：用中指和无名指按压太阳穴，并轻柔地做画圈动作。

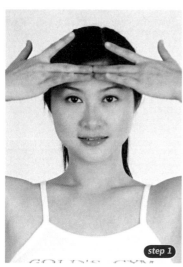
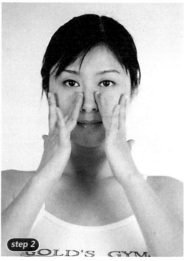
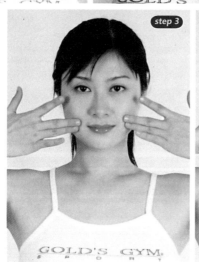
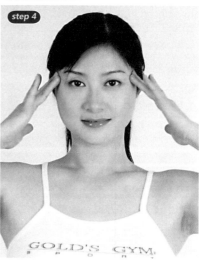

3 >>
明目练习

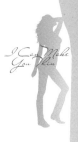

Step1：眼睛向左看
Step2：眼睛向右看
Step3：眼睛向下看
Step4：眼睛向上看

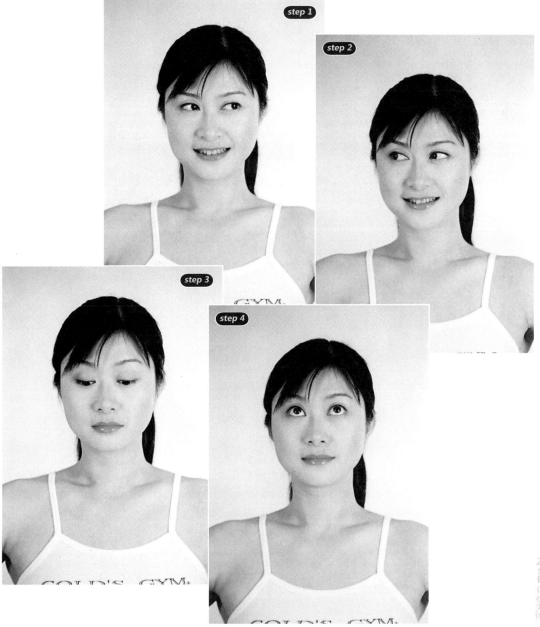

step 1
step 2
step 3
step 4

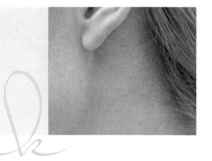

（二）纤长你的玉颈

松弛的颈部肌肤、环状的赘肉、明显的颈部横纹……当你的颈部出现这些问题的时候，无论面部肌肤看起来多么年轻，颈部肌肤已经毫不留情地暴露了你的年龄秘密。完美颈部的标准应该是：光滑、紧致、富有弹性，没有赘肉和横纹。纤长秀美的脖子使你看起来就如同芭蕾舞演员那样的高雅。

1 >>

颈部肌肤光滑、紧致方案：

(1) 颈部皮肤的护理应该和面部皮肤一样，每日都要做彻底的清洁，随后使用爽肤水和颈霜，高质量的颈霜可以使颈部肌肤更加滋润，帮助抵抗老化现象的过早出现。

(2) 如果没有颈霜，也必须用日霜和晚霜来代替，每次洗完脸后都要涂抹。

(3) 每周一次全面的颈部护理，并使用颈膜，或是用面膜来代替，为颈部补充充足的营养。

(4) 做好防晒工作，在给面部涂抹防晒品的时候，一定不要忘记脖子上也要抹上。

(5) 每天坚持用5分钟时间来做一套颈部运动，结实颈部肌肤。

Act 1 : 低头，下颌用力靠向胸部，停顿30秒，然后还原。重复3~4次。

这个练习能收紧颈部肌肉，伸展颈椎和颈椎两侧肌肉。

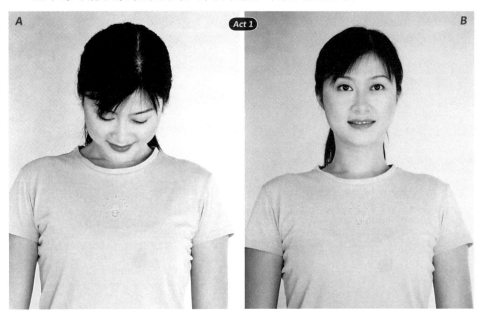

Act 2 : 头部正直，将头部缓慢地向侧倒，耳朵向着肩部的方向，抬起同侧手臂轻放在头部，轻轻向下拉，动作要轻柔，并保持1~2分钟，然后换另一侧。

这个动作能伸展颈部两侧的肌肉。

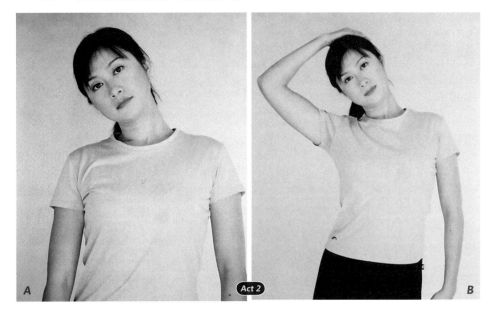

2 > >

祛除颈部横纹方案：

（1）轻柔的颈部按摩不仅能帮助颈部护理产品的吸收，还可以促进颈部肌肤的新陈代谢。先将颈霜均匀地涂抹在颈部，然后用手指轻柔地由下往上提拉颈部的肌肤。

（2）下颌向上抬高，拉长颈部的肌肉，颈椎保持直立。

这个动作可以帮助保持颈部肌肤的弹性，祛除颈部横纹。

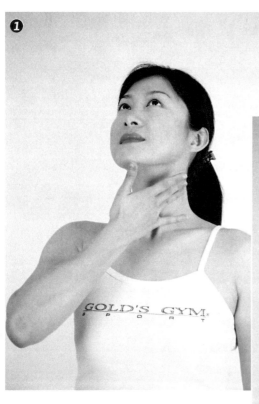

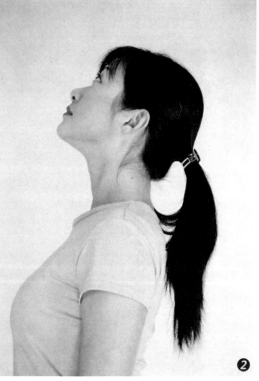

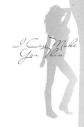

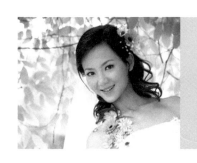

（三）俏丽你的香肩

Shoulder

模特宽肩、细腰的好身材，穿什么衣服都好看，真是让人羡慕不已。再看看自己的溜肩，真是很苦恼！别担心，一起来做塑肩运动吧！

1 >>

耸肩练习

上体直立，双臂放在体侧，向上耸肩并保持30秒，然后放松。重复4~5次。

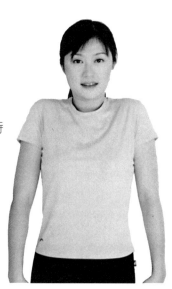

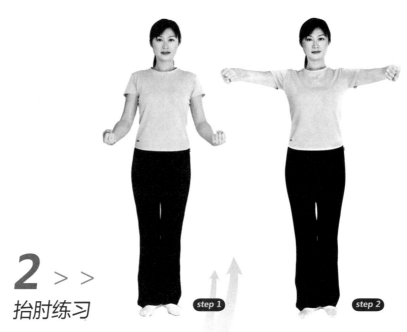

2 > >

抬肘练习

Step 1：双手握拳，或手持哑铃，屈臂放在腰间，上臂贴紧身体。

Step 2：双臂向两侧抬起，与肩同高，保持前臂和上臂呈90度，然后还原。

要点提示：★ 动作要配合呼吸来完成。★ 吸气时，手臂抬起；呼气时，手臂放松还原。★ 每组动作完成10~15次，共做3组。

3 > >

转肩抬臂练习：

Step 1：双臂体侧展开，肘关节微屈，手心朝上或手持哑铃。

Step 2：双臂内旋上抬，手背相触，然后还原。

要点提示：★ 保持抬头挺胸的姿势，尤其是上举时，更要注意后背要立直。★ 动作配合呼吸来完成。★ 吸气时，手臂抬起；呼气时，手臂放松。★ 每组动作完成10~15次，共做3组。

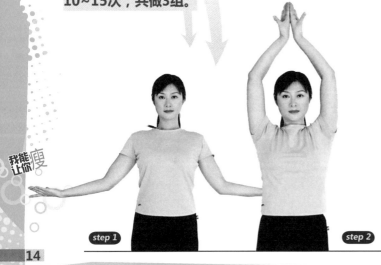

4 >>

长时间伏案工作的人，肩部肌肉都相当紧张，长此以往，影响脊柱的正常生理弯曲，导致颈椎发生病变。因此注重颈部肌肉的伸展练习，对缓解肩部肌肉酸痛，预防颈椎病的出现是非常有益的。

（1）肩部放松练习之一

Step 1：左臂在上，右臂在下，团身抱紧，双手放在肩胛骨处，可放松整个后背的肌肉。

Step 2：上臂保持不动，挺胸抬头，前臂立直，手背相对。

Step 3：左臂由外向内绕至掌心相对，双手握住，停顿1~2分钟。

要点提示：★ 这组动作对久坐导致的肩部酸痛有很好的缓解效果。★ 左右臂交替各完成3~4次。

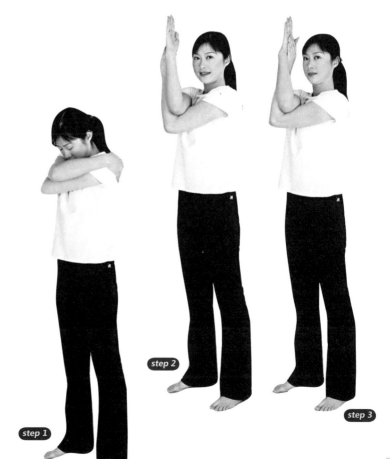

step 2

step 1

step 3

（2）肩部放松练习之二

Step 1：头部正直。

Step 2：向侧转头，下颌保持在水平位置移动。

Step 3：向侧方向低头。

Step 4：抬起同侧手臂轻放在头后，轻轻向下拉，动作要轻柔，保持1~2分钟。然后做反方向的练习。

要点提示：★ 这组动作能有效缓解肩部的紧张，尤其是颈后肩胛骨内侧。★ 重复2~3次。

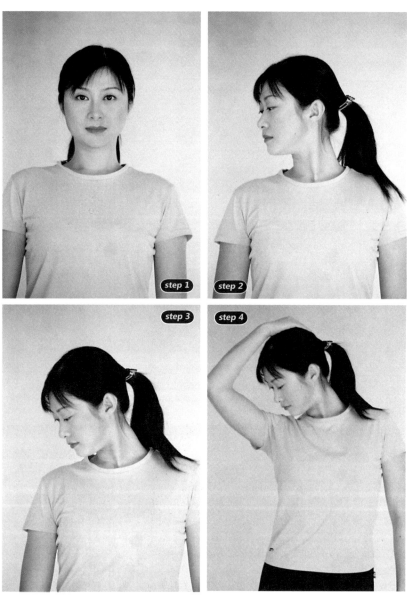

（3）肩部放松练习之三

Step 1：双肩向前，含胸微弓背。

Step 2：双肩经前向上绕。

Step 3：双肩向后、向下绕，尽量挺胸，后背夹紧。

要点提示：★ 这组动作对整个肩部都有好的伸展效果。★ 向前绕5次，向后反方向再绕5次。

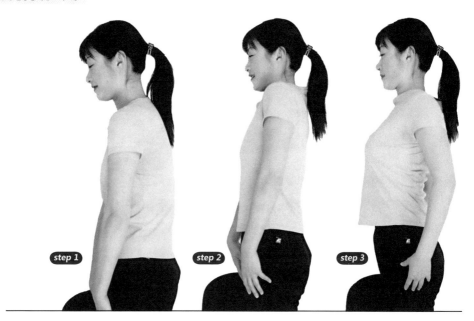

肩部肌肤护理方案：

● 每月进行1~2次全面的肩部护理，包括去角质和敷体膜。

● 每天坚持在肩部涂抹润肤乳液，并以画圆圈的手法按摩肩部。

● 穿着露肩的衣服时，一定别忘了抹上防晒霜，并且在临睡前记住清洁肩部。

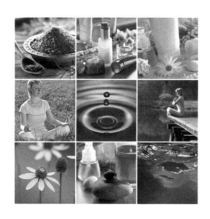

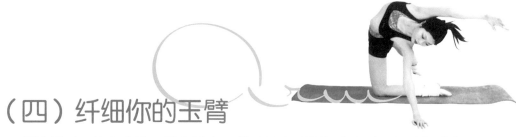

（四）纤细你的玉臂

标准尺寸：伸直右臂，用力绷直，然后用左手捏起右上臂后侧中间的部分，如果脂肪厚度超过1.5厘米，说明脂肪已经堆积过多。

手臂的粗细和遗传有一定的关系，因为脂肪细胞的分布先天就决定了手臂的围度。当然如果运动得太少，本来纤细的手臂也会变粗，甚至当你摆动手臂的时候，感觉上臂的脂肪全都在抖动。当然，这些问题也不是不能改变的，其实，只要能坚持做一些手臂的运动就能够改善手臂肥胖和松弛的问题。

1、手臂粗壮怎么办？ 炎炎夏日穿无袖的衣服和吊带小背心，漂亮又凉快，可是粗壮的手臂实在是羞于见人。不过没关系，从现在开始来进行手臂的运动吧！想要收细粗壮的手臂，就一定要做一些轻重量的肌力练习，并配合充分的肌肉伸拉练习，想不瘦都不行。下面的练习能有效地改善手臂的局部肥胖，但要注意小心选择负重的重量——不宜过重。

（1）前臂后展练习

Step 1：抬头挺胸，双手握拳或手持哑铃置于腰间，肘关节向里夹紧。

Step 2：上臂保持不动，小臂向后伸展。

要点提示：★ 小臂伸展时，肩胛骨要夹紧，手臂用力向后推。★ 可以手握1千克的哑铃，也可以选择500ml装的矿泉水替代。★ 重复次数可以多一些，每组练习15~20次，完成2~3组。

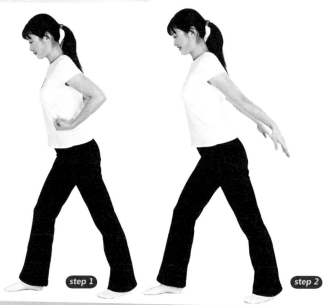

step 1　　　step 2

（2）臀旋转练习

Step 1：双臂体侧伸直，外旋手心向外。

Step 2：双臂内旋，身体不要晃动，保持挺胸。

要点提示：★ 旋转手臂时，动作要充分，可以手握哑铃进行练习。★ 每组练习20~30次，完成2~3组。

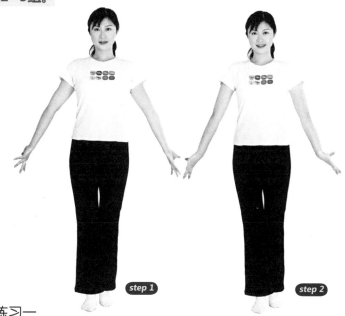

（3）伸展练习一

Step 1：抬头挺胸，左臂上举，屈肘关节将手掌贴在后背上。

Step 2：右手抓住左肘关节向头后拉，停顿30~60秒，左右各重复3次。

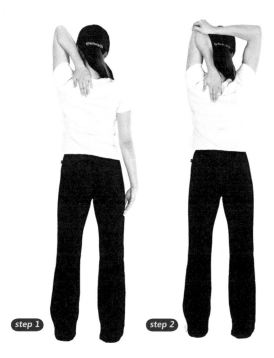

（4）伸展练习二

Step 1 : 左臂伸直并抬起与肩平齐，屈右臂放于左上臂处，向回拉紧使左臂贴紧身体，身体不能转动，停顿30~60秒。

Step 2 : 右手抓住左肘关节向头后拉，停顿30~60秒，左右各重复3次。

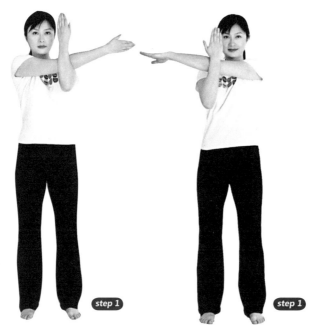

2、手臂松弛怎么办？有些人的手臂并不粗，但是由于缺乏运动，手臂的肉又软又松，没有弹性。这样就更需要多做手臂的运动来保持肌肉的弹性。下面的练习不但能恢复手臂肌肉的弹性和坚实，还能达到瘦手臂的效果。

（1）坐姿臂屈伸练习（初级）

Step 1 : 坐姿屈腿，手掌着地，手指朝前，置于臀部两侧后方，抬头、挺胸、收腹。

Step 2 : 身体慢慢向后倒，保持挺胸、抬头的姿势，肘关节向后弯曲。

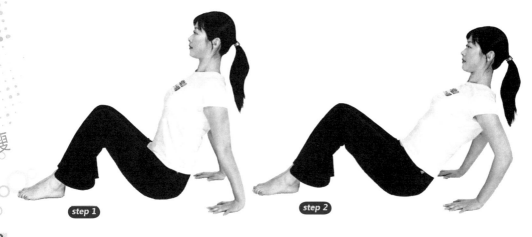

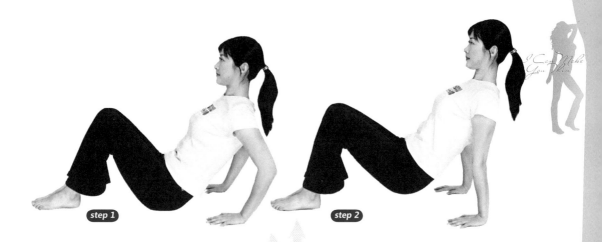

step 1　　　　　step 2

（2）坐姿臂屈伸练习（中级）

Step 1：坐姿屈腿，手掌着地置于臀部两侧后方，手臂微屈，抬头、挺胸、收腹。

Step 2：保持挺胸、抬头的姿势，将手臂伸直，使臀部离地，然后还原至前一步的动作。

（3）坐姿臂屈伸练习（高级）

Step 1：坐姿屈腿，手掌着地置于臀部两侧后方，手臂微屈，抬头、挺胸、收腹。

Step 2：保持挺胸的姿势，将手臂伸直，使臀部离地，同时一条腿向前伸直，然后还原至前一步的动作。

要点提示：★ 以上3种动作在练习时，可以根据自身的水平选择其中的一种适宜的难度来完成。★ 手臂支撑时，不可耸肩。★ 每组练习12~15次，休息放松，再完成一组。★ 如果不方便在地上练习，也可以双手撑椅子，臀部离开，做手臂屈伸练习。

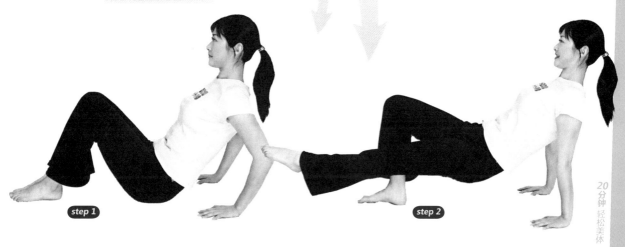

step 1　　　　　step 2

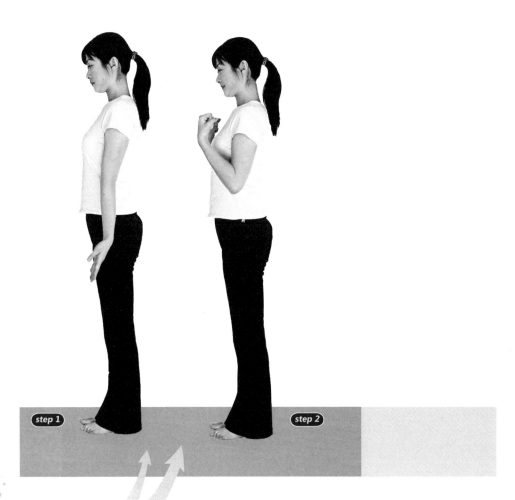

step 1

step 2

（4）前臂弯举练习

Step 1：站立姿态，双臂伸直置于体侧。

Step 2：双手握拳，前臂弯曲，尽量贴紧上臂，然后放松还原。

要点提示：★ 可以手握重物进行练习。★ 肩膀要放松，不可耸肩。★ 每组练习15~20次，完成3组。

我能让你瘦

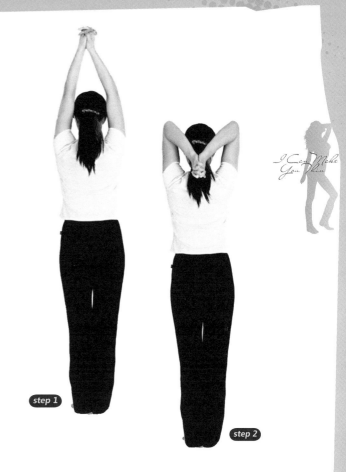

step 1

step 2

（5）上举屈臂练习

Step 1：双手握拳或手握重物上举至头上方，上体直立，后背挺直。

Step 2：上臂不动，前臂弯曲下落，然后还原。重复练习。

要点提示：★下落时，速度要慢，手臂要有控制。★ 每组练习10~15次，完成3组。

手臂肌肤护理方案：

●每次浴后涂上具有收紧效果的乳液，用手掌在需护理的部位做绕圈的动作按摩。

●肘部的肌肤容易变得粗糙，要定期去角质，在干燥的季节还要经常涂抹油性成分较高的润肤乳，使肌肤变得更加娇嫩。

●夏日炎炎，热辣的阳光同样也会伤害暴露在外的手臂肌肤，在涂抹防晒霜的时候，别忘了给自己的手臂也抹上一点。

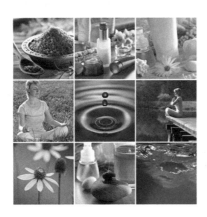

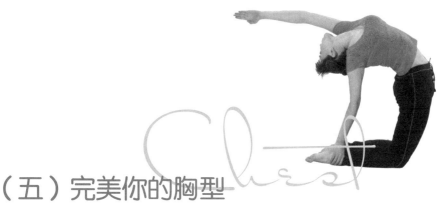

（五）完美你的胸型

标准尺寸：胸围（厘米）= 身高（厘米）X 0.53

在这个崇尚丰胸的时代，女性总是在抱怨自己的胸部不够丰满。但是胸部大就一定美吗？那可不一定，松弛、下垂、外扩的胸部即使体积够大，也并不好看。胸部的美丽与否，更重要的是取决于它的外形和线条，以及三围的整体协调美。

减肥的人都应该会有这样的经验吧。减肥是成功了，但本来丰满的胸部好像也缩了水，而且还会有点松弛。因此，在减肥的同时更不能忘记紧实胸部。适当的力量练习可以帮助我们完美胸部的形态，改善松弛、下垂的状态，收紧外扩的胸型，达到适度丰胸的效果。

1、胸部不够丰满怎么办？ A罩杯的你是不是很苦恼呢？虽然，胸部的大小在很大程度上是由遗传因素决定的，但是，我们仍然可以通过锻炼乳房下面的胸大肌使得我们的胸部整体挺拔、丰满起来。

（1）跪撑俯卧撑练习（初级）

Step 1：跪撑，大腿和手臂垂直于地面，手掌间的距离比肩宽20厘米左右，脊柱保持平直。

Step 2：屈臂，胸部向着两手掌之间的地方落下，然后推起还原。

要点提示：★ 下落时，重心不要向腿部移动，应该尽量把重心向前压，保持腰背部平直。★ 如果是在地板上进行练习，请在你的膝盖下放上柔软的垫子。★ 每组8~12个，完成3~4组。★ 如果你已经可以用这个姿势轻松完成12个以上，请采用中级动作。

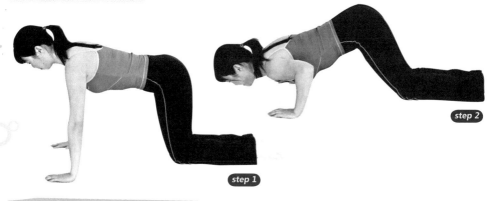

step 2

step 1

（2）跪撑俯卧撑练习（中级）

Step 1：跪撑，手掌与膝盖的距离增加一倍，重心前移至手臂上，但要保持手臂垂直于地面，收紧腹部，身体倾斜，双腿弯曲，双脚交叉。

Step 2：屈臂，胸部向着两手掌之间的地方落下。

要点提示：★ 腰腹部要尽力收紧，保持脊柱的正常生理弯曲，不可塌腰。★ 如果是在地板上做动作，请你在你的膝盖下放上柔软的垫子。★ 每组8~12个，完成3~4组。

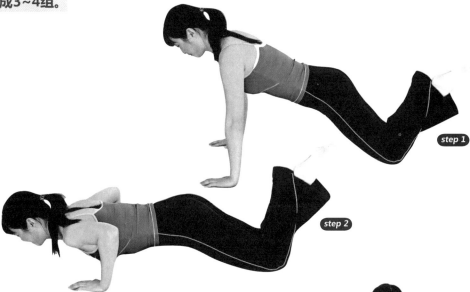

（3）随时随地都能练的简便方法

抬头挺胸，双手胸前合十，肘关节抬起，手臂与地面平行，手掌用力相互挤压，保持胸部用力20秒，然后放松。重复练习10~20次。

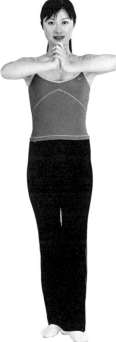

2、胸部下垂怎么办？ 乳房主要是由乳腺体和脂肪组成的，由于乳房本身没有肌肉组织，所以只能完全依靠胸部的皮肤起到支撑的作用。然而，随着年龄的增长，皮肤会逐渐失去弹性和紧致，胸部很快也就会松弛下来。通过力量练习可以有效地提高我们皮肤的弹性。另外，锻炼上胸部的肌肉也会收到很好的上提胸部的作用。

（1）哑铃练习

Step 1：仰卧在垫子、长凳、踏板或是健身球上，双手交叉握住哑铃或2~5千克的重物（徒手练习也可以），放在胸前。

Step 2：将哑铃上举至胸部上方，肘关节微屈，胸部夹紧。

Step 3：双手向头后落至最低点，让哑铃与身体呈一条直线。

Step 4：挺胸，手臂缓慢上举。

Step 5：屈臂，双手落下，还原到胸前。

要点提示：★ 下落、上拉过程中两臂不可伸直，要始终保持微屈的状态。★ 以中等或慢速完成动作为宜，动作速度不宜过快。★ 重量的选择，应以能较困难完成8~12次为宜。太轻效果不佳，太重容易受伤。★ 此动作循环练习8~12次为一组，共做3组。

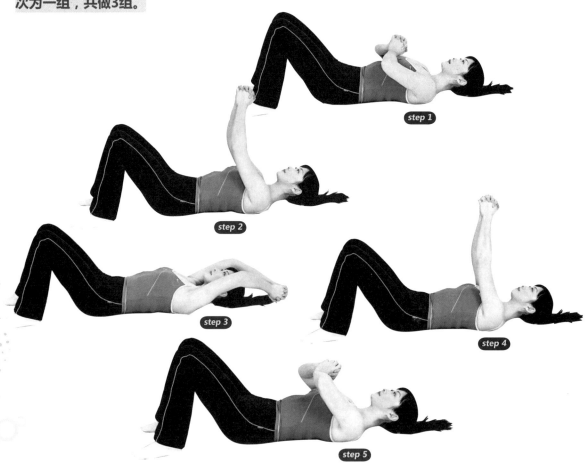

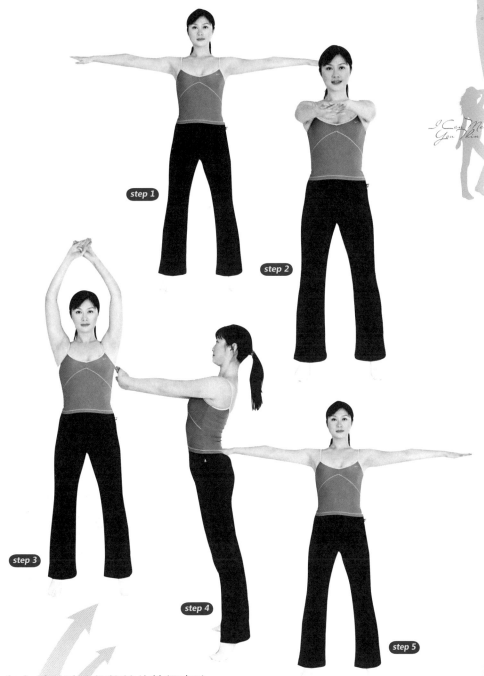

（2）随时随地都能练的简便方法

Step 1：双臂侧平举，掌心朝下。

Step 2：挺胸，胸肌用力带动手臂向内合掌。

Step 3：双臂伸直向上抬起至头顶上方，双手重叠，掌心朝前。

Step 4：吸气挺胸，上体微微后倾，手臂向下压至水平位置。

Step 5：双臂打开还原到侧平举，手臂尽量向后展开。

要点提示：★ 动作速度要慢，胸肌主动用力。★ 重复10~15次。

3、胸部外扩怎么办？外扩的胸型实在是不好看，而且还必须选择
调整型的内衣，才能让胸部集中起来。赶快来试试下面的练习吧，坚持
每周练习3次，很快就能看到自己的变化。

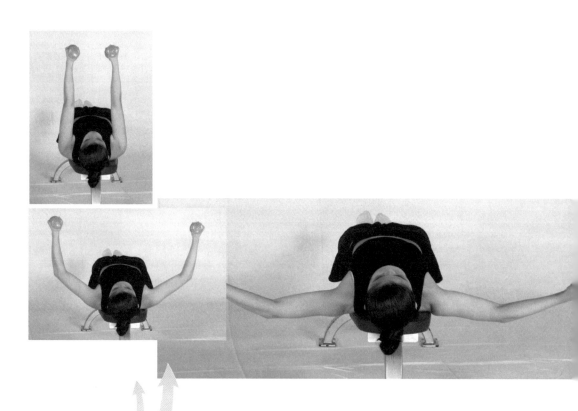

（1）仰卧飞鸟

Act 1：仰卧于踏板、窄长椅或健身球上，腰部收紧贴紧长椅，双手各握
一个哑铃或重物，两臂自然伸直举于胸前。

Act 2：挺胸沉肩，两手由两侧下落至最低点使胸肌充分伸展，微微屈
臂，再以胸肌发力使两臂还原至胸前。

**要点提示：★ 用力收紧腹部，使腰背始终贴紧椅子，不可以悬空。★ 下落时，
手臂一定要微微弯曲，不可伸直。★ 每组8~12次，完成3~4组。**

（2）随时随地都能练的简便方法

Step 1：抬头挺胸站立，双臂侧平举，前臂弯曲垂直于地面，手心向外，用力挺胸使胸部充分伸展。

Step 2：手肘保持90度向内收，前臂夹紧，保持挺胸，不可弓背。

要点提示：★ 双臂夹紧后需要停顿30秒，胸肌用力向里夹紧。★ 重复15~20次。

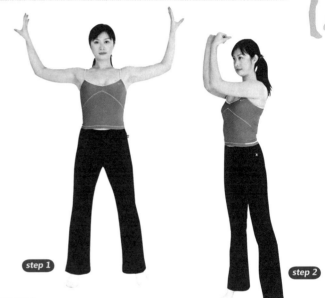

（3）胸部的伸展练习（初级）

Step 1：分腿站立，双手体后交叉，双臂伸直，挺胸使肩胛骨夹紧。

Step 2：双臂向上抬起，停顿1~2分钟，然后放松还原。

要点提示：★ 这个动作对改善因长时间伏案工作而导致的驼背有一定的帮助，因此，不管多忙都要有时间做一下这个练习。

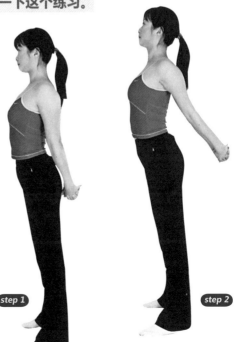

（4）胸部的伸展练习（高级）

Step 1：分腿站立，双脚分开同肩宽。

Step 2：身体前倾，微屈膝，背部平直。

Step 3：双手体后交叉，双臂伸直，掌心朝里，肩胛骨夹紧。

Step 4：双臂向上抬起，停顿1~2分钟。

要点提示：★ 动作缓慢、轻柔，不可过度用力。★ 不可塌腰、弓背。

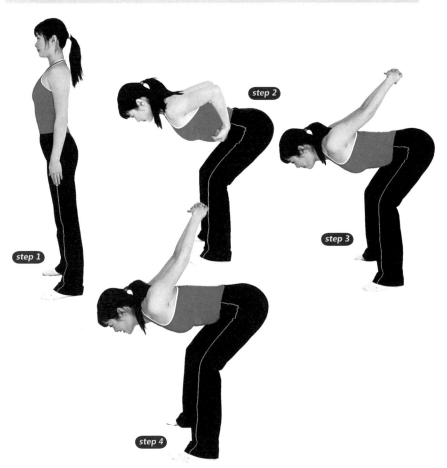

胸部肌肤护理方案：

●坚持使用具有紧致效果的胸部护理产品，并配合正确的按摩手法——用手沿着胸部的下沿由内向外向上收提，每天坚持10分钟。

●保持胸部肌肤的干爽，避免长出小痘痘。

●运动时，一定要穿戴具有良好支撑效果的胸罩，避免跳跃动作给胸部带来的伤害。

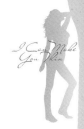

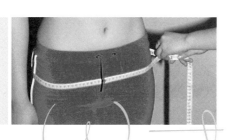

（六）纤巧你的腰腹

标准尺寸：腰围（厘米）= 身高（厘米）X 0.37

纤细的腰肢最能体现玲珑的身材曲线美，但是腰腹部也是最容易堆积脂肪的部位，因为腹部的肌肉都是小肌肉，活动范围小，活动的机会也更少，很容易出现松弛的现象，脂肪会很愿意在这些肌肉不结实的地方安家落户。如果只做有氧运动而不配合腰腹部的肌肉练习，或者只做腰腹练习而不进行有氧运动，都不可能收到最佳的减脂效果。只有将有氧运动和腰腹部练习结合起来，才能获得最满意的锻炼效果。

很多人都把腰腹练习和仰卧起坐画上等号，一提到腹肌练习就想到仰卧起坐，其实这是很片面的。腰腹部是由许多肌肉组成，用于支撑体内的脏器，并帮助稳定腰椎，缓解腰背酸痛。因此，腰腹部的练习也必须是全方位的，每一块肌肉都应该练到，同时还要注意区别对待，看看自己的问题到底出在哪里，对症下药，集中进行密集练习。

下面我们将给大家介绍腰腹部系统的4块主要的肌肉，分别是：腹直肌，主要是帮助收紧上腹部；腹横肌，主要是帮助收紧下腹部，它像腰带一样保护着我们的腰部；腹内外斜肌，主要是帮助收紧腰的两侧；竖脊肌，主要是强健腰背部（我们将在背部练习中介绍）。在练习时，你可以每块肌肉都选出1~2个动作，组合成套循环练习；也可以根据自己的具体情况集中锻炼一块肌肉。腰腹练习最好隔天练习，每次选出3~5个动作。

请记住：动作完成的质量永远比数量更重要。

1、腹直肌——位于腹部的最前端，它像一块挡板一样保护和支撑着我们的腹腔。 有的人吃一点东西上腹就突出来了，甚至平时也总是鼓鼓的，主要原因就是因为腹直肌松弛没有力量所致。因此，上腹部突出的人应该多练这块肌肉。

（1）挺髋练习

Step 1：仰卧屈膝，双脚分开同肩宽，保持大小腿的夹角是90度，双臂放在体侧。

Step 2：腰背贴紧地面，髋部抬起，用力收紧腹部。

要点提示：★ 呼气时抬起，稍停片刻，然后吸气还原。★ 动作要有控制，节奏不宜过快。★ 每组动作15~25个，做2~3组。

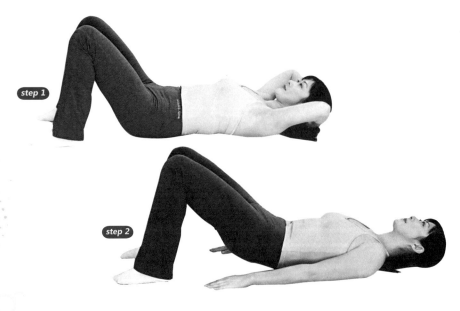

（2）仰卧起坐（最传统，也最有效）

Step 1：仰卧屈膝，双脚分开同肩宽，保持大小腿的夹角是90度，双手置于头后。

Step 2：呼气收腹抬上体，保持腰背部贴紧地面，不能离地，双手托住头部，头颈处于正常位置，手臂放松不可用力，不可低头，以免颈椎受压迫，然后吸气还原。

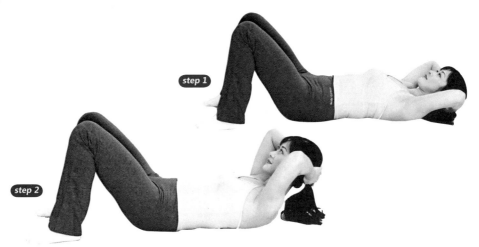

（3）仰卧举腿起上体（初级）

Step 1：仰卧，双腿弯曲抬起，收腹使腰背部贴紧地面，双臂放于身体两侧，掌心朝下。

Step 2：上体抬起，双臂抬起前伸，在体侧做上下的交替动作20次，慢慢还原。

要点提示：★ 手臂上下晃动的速度要慢，腹肌收紧，保持髋关节不晃动。★ 完成10~15次。

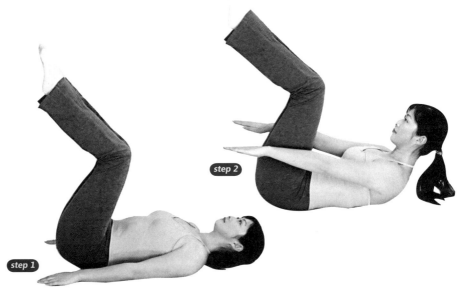

20分钟 轻松美体

（4）仰卧举腿起上体（高级）

Step 1：仰卧，双腿上抬垂直于地面，收腹使腰背部贴紧地面，双臂放于身体两侧，掌心朝下。

Step 2：上体抬起，双臂抬起前伸，在体侧做上下的交替运动20次，慢慢还原。

要点提示：★ 手臂晃动时，腹肌收紧，保持髋关节不晃动。★ 完成6~8次。

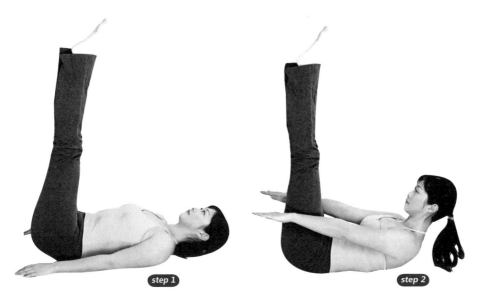

（5）屈膝坐姿后倒

Step 1：屈腿做，双脚微分开，双手扶膝盖，后背立直。

Step 2：上体缓慢向后倒至手臂完全伸直，含胸收紧腹部，保持30~60秒，慢慢还原。

要点提示：★ 肩部放松，均匀呼吸，腹肌收紧。★ 完成6~8次。

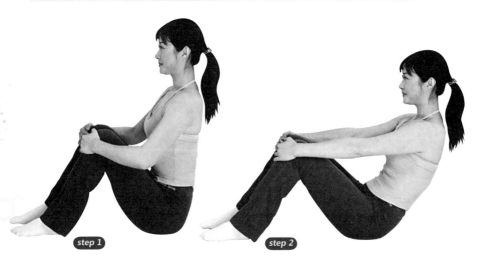

2、腹横肌——它像一条腰带一样缠绕在腹部，保护我们的腰椎，**很多腰椎问题都是因为它不够强壮所造成的。** 因此，如果想要改善腰部的问题就不能只是锻炼背肌，还应该配合腹横肌的练习才能有最好的效果。另外，如果你想要收紧鼓鼓的小腹，那也需要进行腹横肌的练习，因为强健的腹横肌还能帮助你在正常状态下收紧腹部。但是单单只做仰卧起坐是练不到腹横肌的，我们必须用特殊的腹横肌练习方法，并配合呼吸来进行练习。

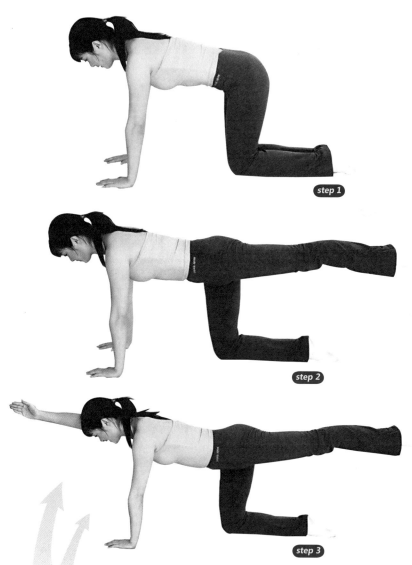

step 1

step 2

step 3

（1）跪撑腹横肌练习

Step 1：跪撑，双臂和大腿垂直于地面，保持背部平直。

Step 2：左腿向后伸直，使头顶和脚尖在一条直线上。

Step 3：右臂向前伸直，贴紧头部，收紧腹部。

要点提示：★ 不可塌腰，身体平直。★ 左右侧交替完成4~5次，每次停顿30秒钟。

（2）肘膝支撑（初级）

Step 1：俯卧，双手握拳肘撑地，上臂与地面垂直。

Step 2：抬起臀部，与肩同高，膝盖着地，保持背部水平，不要塌腰，腹部用力收紧，坚持30~60秒。

要点提示：★ 不可耸肩，眼睛直视地面。★ 完成4~6次。★ 坚持的时间越长效果越好，当你能坚持2分钟以上，并且不塌腰时，请选择中级动作。

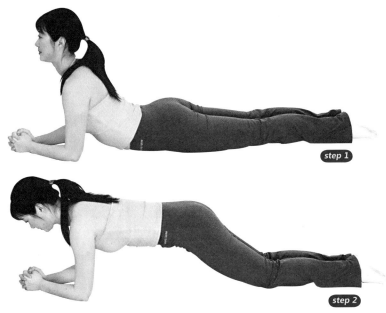

（3）肘支撑（中级）

Step 1：从肘膝支撑动作开始。

Step 2：上体保持不动，将双腿伸直，保持背部的平直，用力收紧腹部。

要点提示：★ 完成4~6次。★ 这个动作能坚持2分钟以上，并且不塌腰时，请选择高级动作。

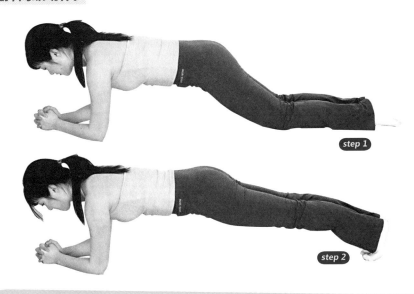

（4）单腿肘支撑（高级）

两条腿交替腾空，动作要领同前。

要点提示：★ 这个动作具有相当的难度，一定要在能熟练完成前面动作的基础上才练习这个动作。★ 完成4~6次。

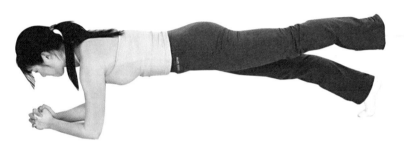

（5）仰卧伸腿（初级）

Step 1 ：仰卧屈腿，小腿与地面平行，腰背紧贴地面，双手平放于体侧。

Step 2 ：腹肌收紧，向前伸直腿，保持骨盆不晃动，腰背部不能离开地面。

要点提示：★ 伸腿时，腰背容易离地，一定要收紧腹部向下压住。★ 单腿完成较轻松时，可进行双腿伸的练习。★ 左右腿各做12次，或双腿伸8次，完成2~3组。

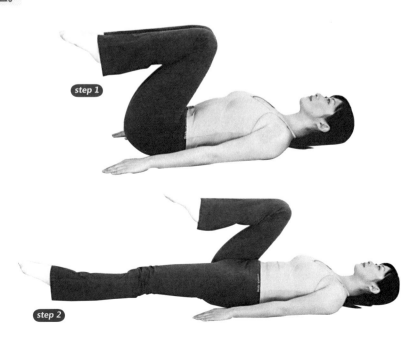

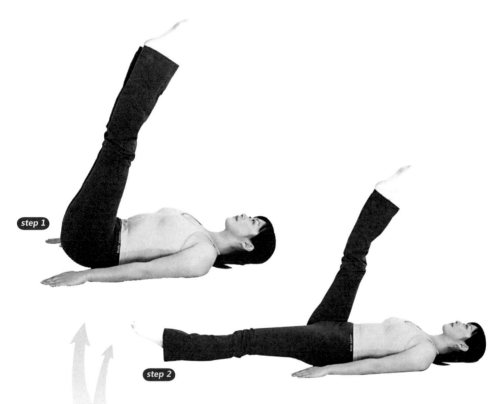

step 1

step 2

（6）仰卧伸腿（高级）

Step 1：仰卧，双腿上举，腰背紧贴地面，双手平放于体侧。

Step 2：腹肌收紧，单腿下落到平行于地面，另一条腿保持不动，腰背部紧贴地面，然后还原，换另一条腿练习。

要点提示：★ 伸腿时，腰背容易离地，一定要收紧腹部向下压住。★ 单腿练习能轻松完成时，可进行双腿的练习。★ 左右腿各做12次，或双腿伸8次，完成2~3组。

（7）随时随地的简单练习

一天的任何空闲时间，不管是躺、是坐，是站，你都可以来做这个简单的练习：吐气，用力地收紧腹部，感觉肚脐要快贴紧后背，恢复正常呼吸，但腹部不能放松，坚持尽可能长的时间。

3、腹内外斜肌——想要显现出腰腹部两侧的曲线，就一定不要忽略了这两块肌肉。

（1）坐姿后倒左右转身

Step 1：直腿坐，后背立直。

Step 2：双臂前平举。

Step 3：上体缓慢向后倒，含胸弓背收腹。

Step 4：左臂打开，身体向侧转，保持20秒，然后将右臂打开，转向另一侧。

要点提示：★ 后倒时要沉肩。★ 左右各转一次放松还原，完成6~8次。

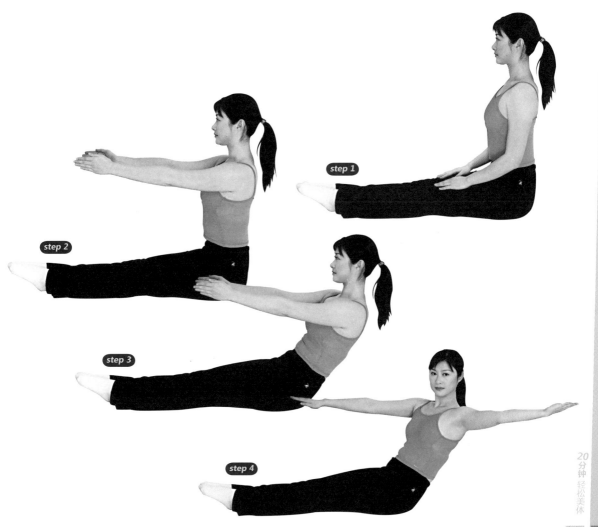

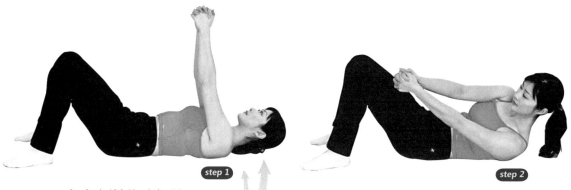

step 1

step 2

（2）侧转仰卧起坐

Step 1：仰卧屈膝，双手交握至胸上方，双臂伸直。

Step 2：转体起，双臂落向斜45度方向。

要点提示：★ 尽量转体至最大限度，节奏放慢，动作完成充分。★ 左右各做12次，完成2~3组。

（3）在办公室也能完成的收腹练习

Act 1：坐姿，后背直立，吸左腿，双手抱住膝盖，收紧腹部，使腿与身体贴紧。换右腿。左右腿依次完成10~15次。

Act 2：坐姿，后背直立，双腿向前伸直，保持30秒，还原。重复20次。

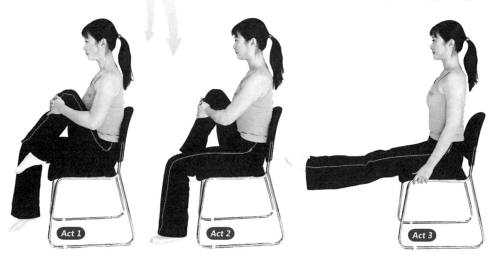

Act 1

Act 2

Act 3

腰部肌肤护理方案：

●每次洗澡时按摩腰部5分钟，以保证腰部不长赘肉。

●肚脐处要用丝瓜络轻轻擦洗，别让污渍积聚。

●将已调好分量的精华油作按摩油使用，按摩腰部能刺激肌肤，加强弹性和舒缓神经。首先以脊椎骨位置做中心点，向外按摩腰部，然后以中心点向下按摩臀部，有效收紧水分、脂肪。

我能
让你瘦

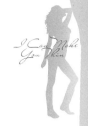

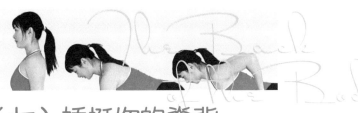

（七）娇挺你的脊背

身材本来很匀称，却驼着背、弯着腰、小腹凸出。不良的站姿或坐姿，不但造成脊柱变形，更会影响到体态的匀称。要想改变不良的身体姿态，时刻提醒自己抬头、挺胸、收腹是一方面，加强腰背部的肌力练习也是必不可少的。另外，随着年龄的增长，女性很容易患腰部疾病，产后妇女由于怀孕期腰腹部负担过重，而患上腰部疾病，是一种很普遍的现象。因此，有规律地进行腰背部的肌力练习，对我们的身体是非常有益的。

1 >>
强壮腰部的练习

（1）背飞：加强腰部肌力

Step 1：俯卧，双手体后交叉握紧。

Step 2：抬上体，手臂向后伸，双腿贴紧地面，坚持30~60秒，慢慢还原。

要点提示：★ 任何人都能练习的最安全的背部练习方法，但要注意双腿不要离地。★ 完成8~12次。

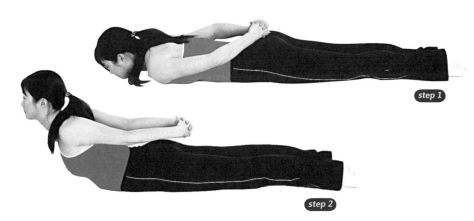

step 1

step 2

20分钟 轻松美体

（2）俯卧抬腿：加强下腰背部肌力，收紧臀部。

俯卧，双臂交叠置于下颌，左腿上抬，上体保持不动，保持10秒，换右腿练习。重复20次。

要点提示：★ 刚开始练习时，可以先做单腿起的动作，然后再练习双腿同时起。★ 完成8~12次。

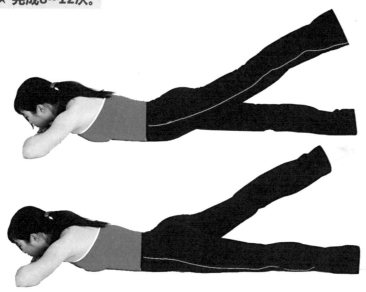

（3）单臂单腿背飞

俯卧，抬左腿，将右臂前伸，上体抬起，保持10秒，换另一侧，重复20次。

要点提示：★ 这个动作可以全面锻炼腰部肌肉，强度适中。★ 完成8~12次。

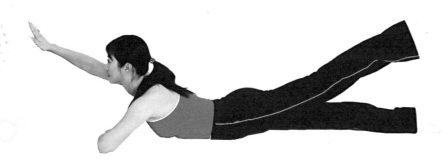

（4）手脚联合背飞

Step 1：俯卧，双手抓住双脚踝。

Step 2：手臂伸直，身体和腿同时抬起，坚持30~60秒，慢慢还原。

要点提示：★ 这个动作具有一定的难度，有腰部问题的人，请谨慎选择这个动作。★ 完成4~6次。

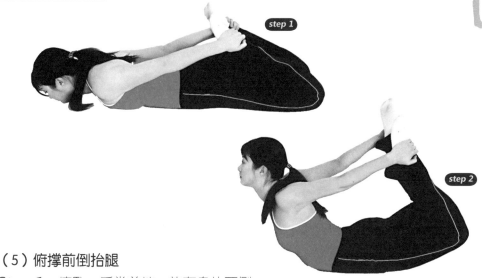

（5）俯撑前倒抬腿

Step 1：俯卧，手掌着地，放在身体两侧。

Step 2：双臂伸直，上体缓慢抬起。

Step 3：固定身体姿势，双手离地，身体自然向前倒，双腿向上抬起，还原。

要点提示：★ 始终保持腰腹部收紧。★ 这是个难度较高的动作，如果完成这个动作时，感觉腰部用力很大，请选择其他动作练习。★ 完成8~10次。

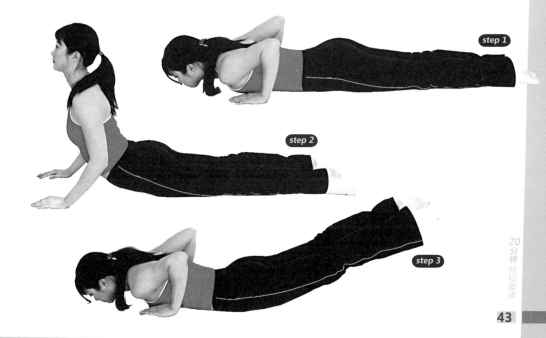

2 > >
改善不良身体姿态的练习

（1）坐姿挺身

Step 1：坐姿屈膝，双手抱住膝盖，后背直立，收腹挺胸。

Step 2：后背姿势保持不变，双臂前平举，掌心相对，保持30秒，然后放松。

要点提示：★ 这个动作可以帮助你保持挺拔的身体姿态。★ 完成4~6次。

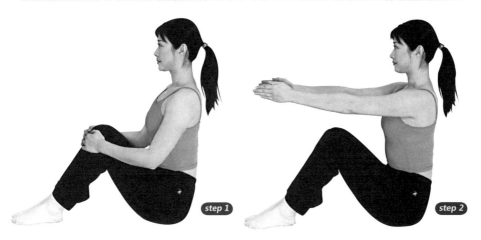

（2）站姿挺身半蹲（初级）

Step 1：分腿站立，双脚分开与肩同宽，脚尖朝前。

Step 2：臀部后移，屈膝半蹲，双手扶大腿，膝盖始终位于脚尖上方，停顿1~2分钟，然后还原。

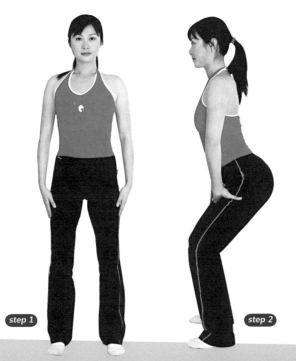

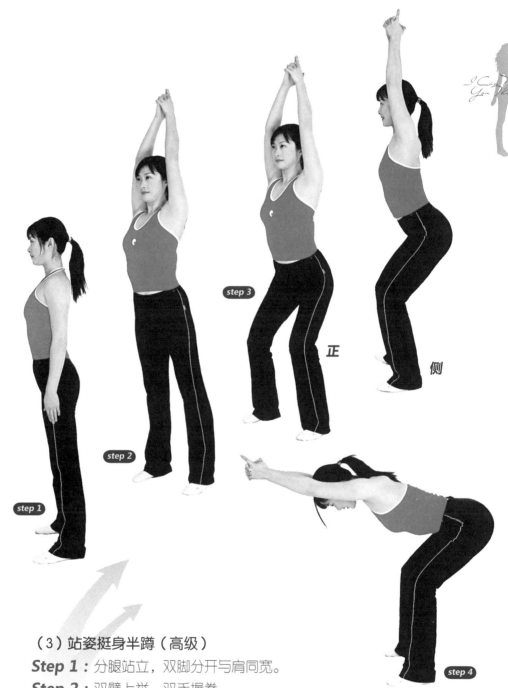

正

侧

（3）站姿挺身半蹲（高级）

Step 1：分腿站立，双脚分开与肩同宽。

Step 2：双臂上举，双手握拳。

Step 3：臀部后移，屈膝半蹲，膝盖始终位于脚尖上方，停顿1~2分钟，然后还原。

Step 4：接第三个动作，上体前倾，从手臂到臀部保持水平，停顿30秒，还原。

要点提示：★ 下蹲时身体尽量保持直立，不要前倾。★ 完成3~4次。

45

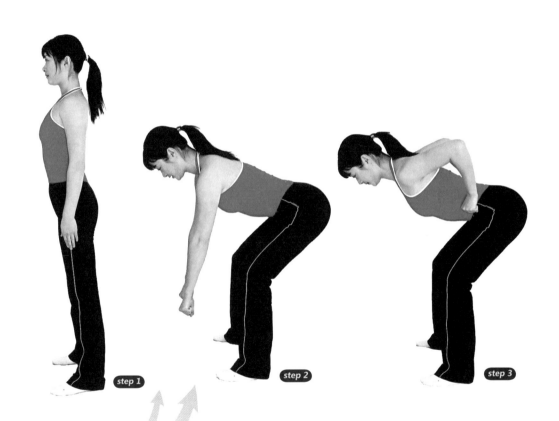

（4）前倾上提练习

Step 1：分腿站立，双脚分开与肩同宽。

Step 2：身体前倾，膝盖弯曲，双臂垂直向下伸直，双手握拳。

Step 3：屈肘上提，肘关节夹紧，然后还原。

要点提示：★ 熟练掌握动作要领后，可以手握哑铃或重物练习。★ 保持背部平直，不可弓背。★ 每组完成10~15次，反复练习2~3组。

3 > >
伸展练习

（1）含胸弓背练习

Step 1：站立，双脚略宽于肩，脚尖外开。

Step 2：上体前倾，双手扶膝盖，挺胸塌腰。

Step 3：抬头挺胸，保持30秒。

Step 4：低头含胸，后背呈弓形，保持30秒。

**要点提示：★ 这个动作对胸、腹、背部都有很好的伸展作用。
★ 反复练习5~6次。**

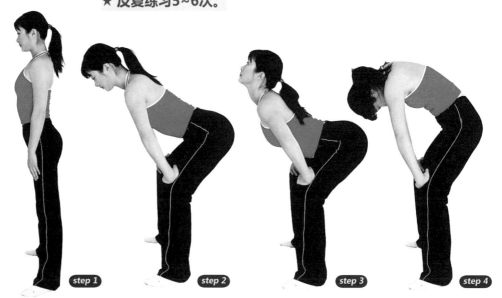

（2）办公室的简单练习

当你久坐于办公桌前，感觉自己越来越驼背的时候，做做这个简单的练习吧！它可以有效地帮助你恢复挺拔的姿态。

Step 1：双臂伸直，用力向后张开，肩胛骨向里夹紧，抬头挺胸，保持1~2分钟。

Step 2：低头含胸，双臂内收，手背相对，伸展背部。

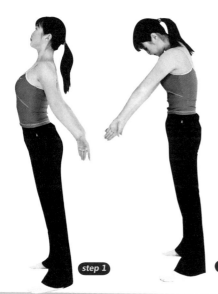

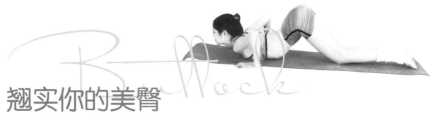

（八）翘实你的美臀

标准尺寸：臀部（厘米）= 身高（厘米）X 0.542

　　拥有紧实、浑圆、上翘的美臀，不管穿裙装还是穿裤装都是那么有型，就连最挑剔身材的紧身牛仔裤、低腰裤都可以大胆地秀一下，当然会让你的性感指数多加上好几分呢。但是，如果你的臀部开始下垂、松弛、越变越大了，应该怎么办呢？下面的几组动作可以帮助你练出美丽的曲线，改善不良的形态。如果有充足的时间你可以在每类中选出1~2个动作进行练习，如果时间紧迫你也可以集中练习一类动作。

　　1、臀部下垂怎么办？下垂的臀部会直接影响到整个下半身的线条，使大腿看起来显得很短，太难看了！让臀部下垂的多余赘肉消失，能有效地提升臀线，可以使整个腿部的线条更加修长。

　　（1）站立后踢腿

Step 1：站立，双手扶墙或椅子等任何可帮助保持平衡的物体，上体直立。

Step 2：一条腿慢慢向后踢至最高点，稍停片刻，然后还原。

要点提示：★ 踢腿时，上体尽量保持直立，不要向前倾或反向后仰。★ 左右腿各完成3~4组，每组做20~30次，最后一次要在最高点停顿30秒。★ 这个动作完成起来很方便，可以利用一天的任何时间来练习。

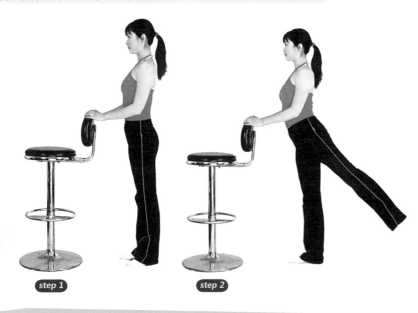

step 1　　　　　step 2

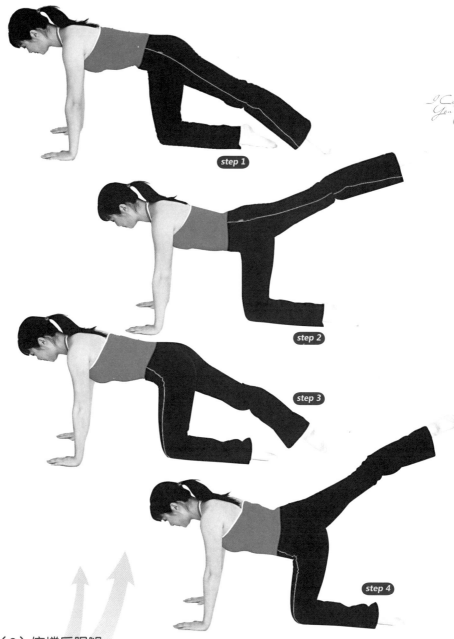

step 1

step 2

step 3

step 4

（2）俯撑后踢腿

Step 1：跪撑，双手与肩同宽，左腿向后伸直点地，保持脊柱水平。

Step 2：将左腿缓慢向上抬起至最高点，停顿2秒后，还原。

Step 3：换右腿后点地。

Step 4：将右腿缓慢向上抬起至最高点，停顿2秒后，还原。

要点提示：★ 踢腿时，不能塌腰，保持脊柱的正常生理弯曲，以免造成腰部损伤。★ 如果总是有点塌腰，建议你改用肘关节撑地来完成动作。★ 左右腿各完成3~4组，每组做20~30次，最后一次要在最高点停顿1~2分钟。

（3）跪撑后举腿

Step 1：跪撑，前臂撑地与肩同宽，两手交叠放于地面。

Step 2：左腿屈膝后举，大腿与地面平行，小腿垂直于地面，脚尖绷直。

Step 3：左腿向上缓慢伸至最大幅度，小腿始终保持与地面垂直，然后还原。

要点提示：★ 伸腿时收紧腹部，保持腰腹部的稳定。★ 左右腿交替各完成2~3组，每组20~25次。

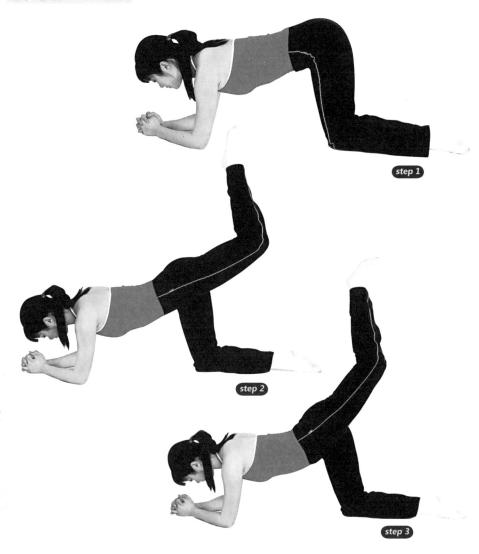

step 1

step 2

step 3

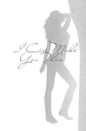

（4）跪撑后举腿（勾脚）

Step 1：跪撑，前臂撑地与肩同宽，两手交叠放于地面。

Step 2：左腿屈膝后举，大腿与地面平行，小腿垂直于地面，勾脚尖。

Step 3：脚后跟向上用力将左腿向上缓慢伸直至最大幅度，然后还原。

要点提示：★ 伸腿时收紧腹部，保持腰腹的稳定性，不可塌腰。★ 左右腿交替各完成2~3组，每组20~25次。

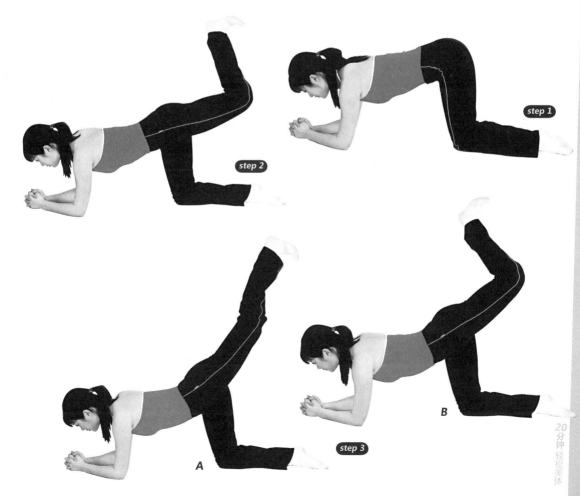

step 2

step 1

A

B

step 3

20分钟 轻松全美体

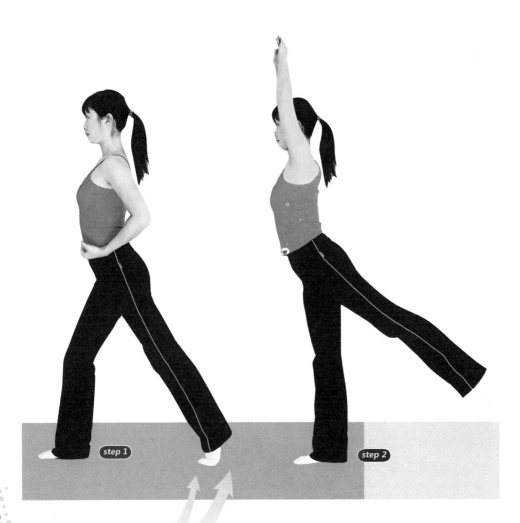

step 1

step 2

（5）弓步后踢腿

Step 1：前弓步，后脚尖点地，双手握拳在腰间。

Step 2：前腿伸直，后腿向上抬起，双臂向上伸展。

要点提示：★ 后踢腿时，上体要保持直立，不可后仰。★ 连续踢腿20次，左右腿各踢2~3组。

2、臀部变大怎么办? 总是长时间地坐着工作和学习,没有运动,臀部两边的肉当然会越积越多,臀部也就越变越大了。收紧臀部两边的肌肉,减少臀部两侧的脂肪,可以有效地减小臀围。

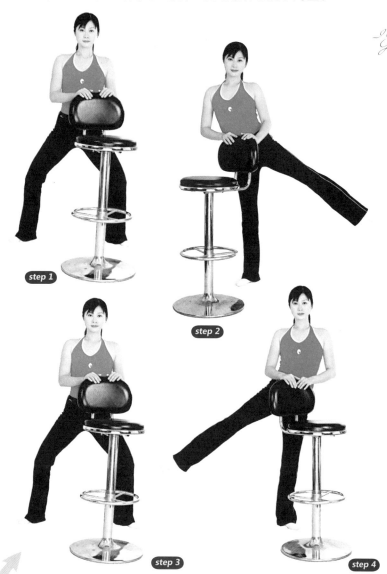

step 1

step 2

step 3

step 4

（1）蹲立侧踢腿

Step 1： 站立,双脚分开与肩同宽,脚尖朝前,双手叉腰或手扶椅子。屈膝下蹲,膝盖始终保持位于脚尖的正上方,不能超过脚尖。

Step 2： 重心移到右腿,左腿向侧抬起,注意保持髋关节的稳定,脚尖朝前,不能朝上。

Step 3： 还原到半蹲动作。

Step 4： 移重心到左腿,换右腿练习。

要点提示：★ 踢腿时,上体尽量保持稳定,不要左右晃动。★ 左右各踢20次,完成2~3组。

20分钟 轻松美体

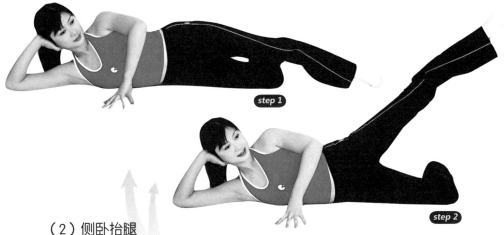

step 1

step 2

（2）侧卧抬腿

Step 1：侧卧，右肘撑地，左手体前扶地，弯曲右腿，左腿伸直。

Step 2：抬起左腿，髋关节固定，并始终保持脚尖朝前，不可朝上。

要点提示：★ 不要出现屈髋的动作。否则就无法练到臀部外侧。★ 左右腿各完成3~4组，每组做15~25次，最后一次要在最高点停顿30秒。

侧卧抬腿（直腿）

Step 1：侧卧，右肘撑地，左手体前扶地，双腿伸直。

Step 2：抬起左腿，髋关节固定，始终保持脚尖朝前，不可朝上。

要点提示：★ 直腿练习比屈腿练习对身体稳定性的要求更高，练习过程中，身体不能前后晃动。★ 左右各完成3~4组，每组15~25次，最后一次要在最高点停顿30秒。

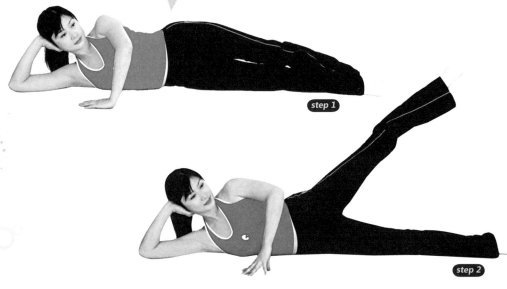

step 1

step 2

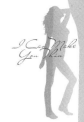

3、臀部扁平怎么办？臀部扁平穿什么裤子都不好看，而且还让人感觉松松垮垮的。收紧臀肌，丰满臀部上端，不但能改善扁平、松弛的问题，还能练就翘翘的漂亮臀型。

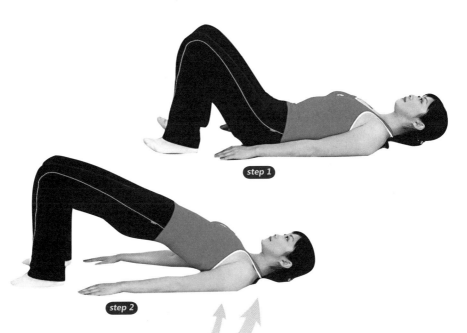

step 1

step 2

（1）仰卧抬臀（初级）

Step 1：仰卧平躺屈膝，稍稍分腿，脚尖朝前，两臂平伸放于体侧，掌心向下。

Step 2：臀肌收缩，向上顶髋至最大幅度，以双臂、肩部和两脚支撑身体重心。

要点提示：★ 动作速度要慢，抬至最高点停顿10~20秒。★ 每组20~25次，完成2~3组。

（2）仰卧抬臀（中级）

Step 1：仰卧姿势同前，将左脚放在右大腿上，膝盖外开。

Step 2：臀肌收缩，单腿向上顶髋至最大幅度，以双臂、肩部和单脚支撑身体重心，然后还原。重复15~20次。

Step 3：换右腿放在左大腿上。

Step 4：向上顶髋。重复15~20次。

要点提示：★ 难度增加后要控制好节奏，保证完成质量，抬至最高点停顿10秒。★ 每组15~20次，完成1~2组。

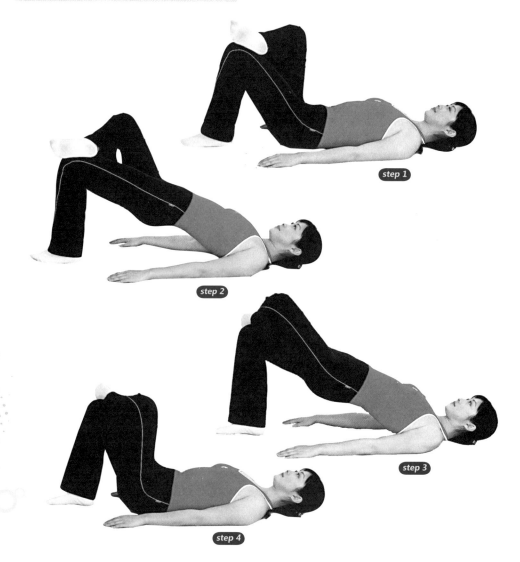

step 1

step 2

step 3

step 4

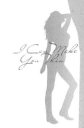

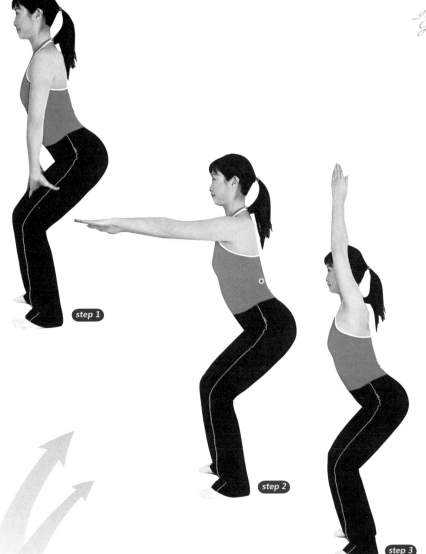

step 1

step 2

step 3

（3）半蹲摆臂

Step 1：双脚分开与肩同宽，脚尖朝前，屈膝后坐，臀部尽量后翘，双手放在大腿上。

Step 2：双臂抬起至前平举，掌心朝下。

Step 3：继续上抬至上举，掌心相对，然后还原。

要点提示：★ 膝盖弯曲时，臀部后移，膝关节不能向前过多移动，应始终保持膝盖位于脚尖上方。★ 保持腰部挺直，不可塌腰。★ 如果想增加练习的强度，可以双手握哑铃、杠铃等器械进行练习。★ 每组摆臂20~30次，完成2~3组。

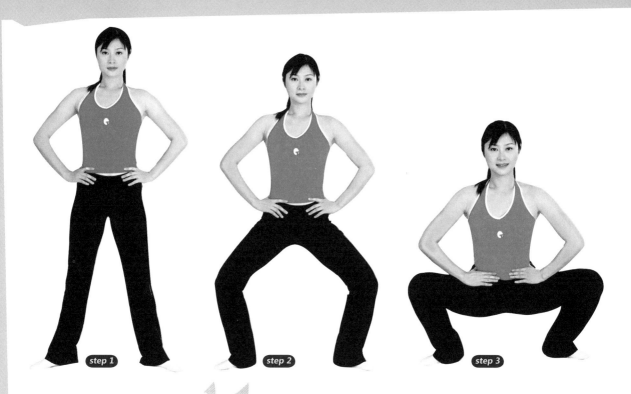

step 1　　　step 2　　　step 3

（4）分腿蹲

Step 1：站姿，双手叉腰，分腿与肩同宽，脚尖外开。

Step 2：屈膝，膝盖朝着脚尖方向弯曲。

Step 3：深蹲，然后再起立。

要点提示：★ 身体保持直立，不要前后晃动。★ 起立时，臀部用力夹紧。★ 完成 10~15次。

臀部肌肤护理方案：

● 久坐的上班族臀部皮肤容易变得粗糙，所以尤其要重视对臀部肌肤的护理，一定要定期做去角质，以保持肌肤的光滑。

● 每次浴后都要使用护肤乳液，最好选择清透质地的乳液，避免因为过于油腻造成肌肤毛孔堵塞，长出恼人的小痘痘。

● 一件合体的、塑身效果好的内裤可以帮助你有效地对抗地心引力。

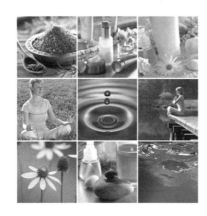

我能让你瘦

（九）修长你的大腿

标准尺寸：腿围（厘米）= 身高（厘米）X 0.267

　　大腿肥胖多为遗传因素所致，天生梨形体形的人大腿就很容易堆积脂肪，但是这种情况也不是完全不能改变的，只是需要花更多的时间才能有理想的效果。缺乏运动的人，往往腿部的赘肉会很多，但若没掌握好运动量，运动过度则有可能使得腿部的肌肉过于发达。坚实、修长、没有赘肉的大腿才是最美丽的。在下面的练习中，我们给大家提供了两个套餐，你可以根据自己的情况来选择，每周3次，坚持一个月，露出秀腿，绝对自信。

套餐一：

目标人群：由于缺乏运动，大腿根部的脂肪堆积太多的人。

1 > >

开胃菜：有氧操5~10分钟

Act 1：准备拍：站立，双手握拳，胸前平屈。

第一拍　吸左腿，大腿上抬至与地面平行，右膝盖微屈，上体保持正直，双臂胸前平推。

第二拍　还原至准备拍。

第三拍　吸右腿。

第四拍　还原。

左右腿各做20次。

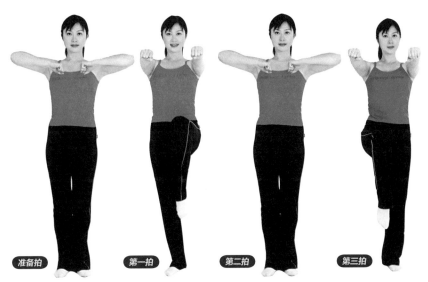

准备拍　　第一拍　　第二拍　　第三拍

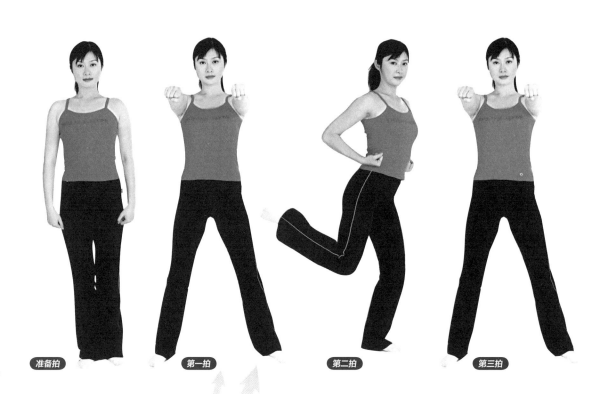

第一拍　　　　　　　第二拍　　　　　　　第三拍

Act 2 : 准备拍：站立，双手握拳置于体侧。

第一拍 左腿向左侧跨一步，双臂前摆至前平举。

第二拍 屈右小腿后踢，左腿微屈，上体保持正直，双臂屈。

第三拍 右腿向右侧跨一步，上臂前摆。

第四拍 左小腿后踢。

左右腿各做20次。

要点提示：★ 重复的组数可随着能力的提高逐渐增加。★ 如果还想强度再大一些，可以做跳跃的练习。★ 配上动感的音乐可以让你的练习更有趣。

我能
让你瘦

2 >>

主菜：肌肉雕塑5~10分钟

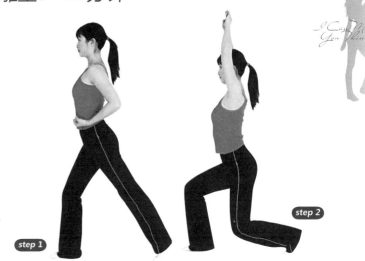

step 1

step 2

（1）弓步下蹲练习

Step 1：前弓步：上体直立，挺胸收腹，后脚尖点地，双臂握拳在腰间。

Step 2：缓慢下蹲，身体保持与地面垂直，前腿膝盖弯曲，大小腿夹角勿小于90度，膝盖位于脚尖上方，后大腿垂直于地面，双臂向上伸直。

要点提示：★ 下蹲时，身体勿向前倾。★ 左右腿交换各做2~3组，每组15次。

（2）分腿半蹲练习

Step 1：双脚分开比肩稍宽，双手放在体侧，脚尖自然外开。然后双手放在肩上。

Step 2：缓慢屈膝，屈髋，身体前倾，膝盖不可超过脚尖，双臂上举。

要点提示：★ 屈膝时，膝盖朝着脚尖的方向，勿内扣。★ 15次/组，完成2~3组。★ 如果每组15次，完成起来很轻松，那么就应该增加一些重量，双手持哑铃，也可以用两瓶矿泉水来代替。

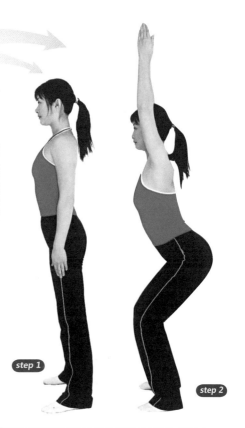

step 1

step 2

3 >>

餐后甜点：伸展练习5分钟

（1）俯卧屈腿

俯卧，屈小腿，双手抓住脚踝拉紧，使大小腿贴紧，停顿30~60秒，换腿。

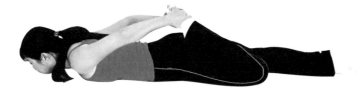

（2）坐姿抬腿

Step 1：坐姿屈膝，双手扶膝盖。

Step 2：双手抓住左脚。

Step 3：左腿慢慢伸直抬起，保持身体直立。可以勾脚尖来完成，加强对小腿肌肉的伸拉。

Step 4：换右腿。

特别提示：以躺或坐的姿势来完成伸展练习，是最科学的，因为这时你的身体是完全放松的。但是有时会出现不方便坐或躺的时候，也可用以下两个动作来替换。

要点提示：两腿交替，每个动作各完成4~5次，动作到位后，停顿30~60秒。

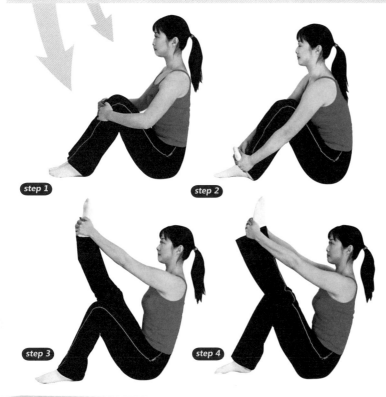

step 1   step 2

step 3   step 4

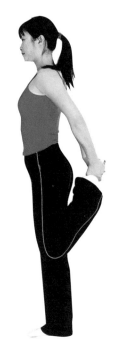

（3）站立后屈腿

单腿站立，膝盖微屈，一腿向后屈双手抓住脚踝，使大小腿贴紧，停30~60秒，换腿。

（4）弓步下压

Step 1：双腿前后开立。

Step 2：重心后移，呈后弓步，双手扶弯曲腿的膝盖上方，抬头、挺胸、立腰、下压，保持30~60秒，换腿。

要点提示：★ 两腿交替，每个动作各完成4~5次。

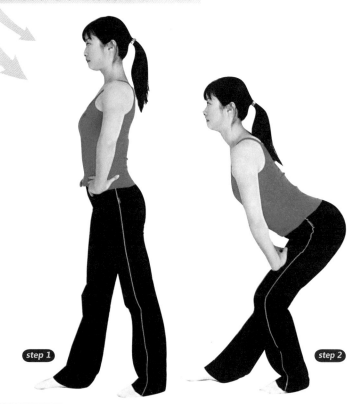

step 1　　step 2

套餐二

目标人群：看起来腿好像并不粗，
　　　　　　可是大腿内侧却偏偏多出一堆肉。

1 > >

开胃菜：有氧操5~10分钟

Act 1：

第一拍　左脚向侧迈步，双臂自然前摆。

第二拍　重心移到左腿，左膝自然弯曲，右脚后跟在左脚前方点地，大腿
尽量并拢，双臂自然后摆。

第三拍　右脚向右侧迈步，双臂前摆还原到第1拍。

第四拍　重心移到右腿，右膝自然弯曲，左脚后跟在右脚前方点地，大腿
尽量并拢，双臂自然后摆。

　　左右腿各做20次。

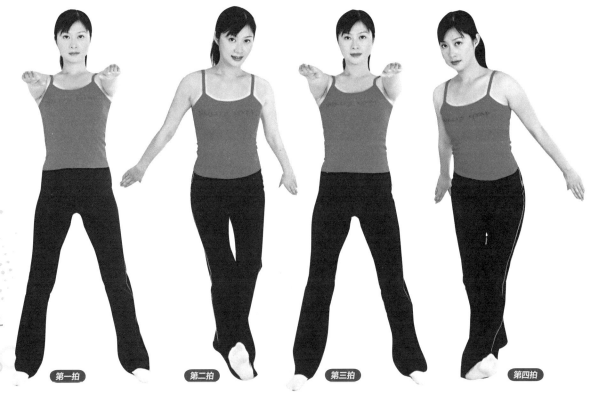

第一拍　　　　　第二拍　　　　　第三拍　　　　　第四拍

Act 2：

第一拍 侧摆右腿，左腿微屈。上体保持正直，双臂侧平举。

第二拍 还原，双臂体前交叉。

第三拍 侧摆左腿。

左右腿各练习20次。Act1＋ Act2重复2~3遍，然后变成跳跃的动作，重复2~3遍。

要点提示：★ 两个动作连起来是一个循环，重复的组数可随着能力的提高逐渐增加。★ 配上动感的音乐可以让你的练习更有趣。

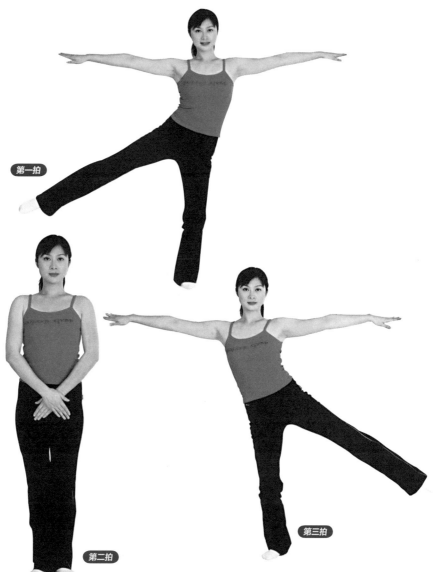

第一拍

第二拍

第三拍

2 > >

主菜：肌肉雕塑5~10分钟

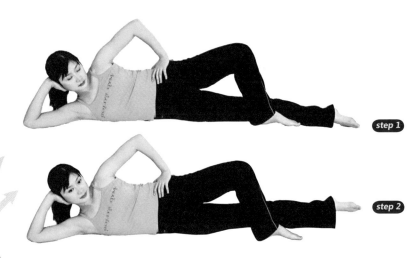

step 1

step 2

（1）侧卧抬腿

Step 1：侧卧，右臂支撑，左手叉腰，右腿伸直，左脚跨过右腿。

Step 2：将右腿向上抬起，坚持3秒，慢慢还原。

要点提示：★ 弯曲腿的脚与伸直腿平行。★ 左右腿各做3~4组，每组15~20次。

（2）仰卧开并腿（初级）

Step 1：仰卧，双腿屈膝抬起大分腿，手背放在膝盖内侧。

Step 2：并腿，同时手臂给大腿以相反的力量。

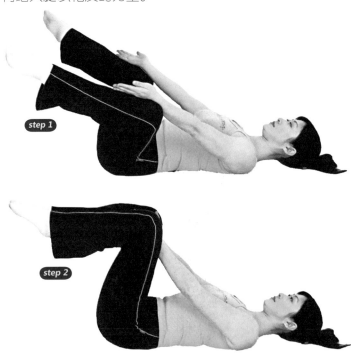

step 1

step 2

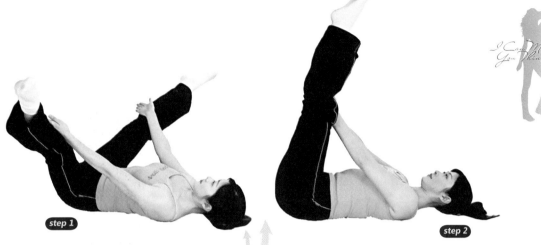

step 1

step 2

（3）仰卧开并腿（中级）

Step 1：仰卧，双腿脚抬起分腿，手背放在膝盖内侧。

Step 2：并腿，同时手臂给大腿以相反的力量。

要点提示：★ 在动作过程中，要始终保持腰背贴紧地面，不可离地。★ 每组25~30次，做2~3组。

（4）坐姿单腿伸展练习

Step 1：直角坐，身体直立。

Step 2：弯曲一条腿，脚底贴紧另一条腿的大腿内侧。

Step 3：双臂前伸，抓住脚尖，保持30秒。换另一条腿。

要点提示：★ 始终保持后背直立，前倾时，不可弓背。

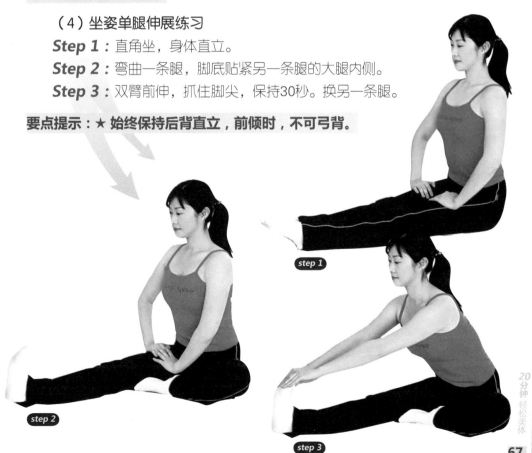

step 1

step 2

step 3

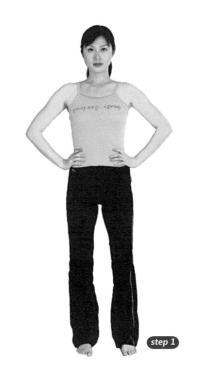

step 1

　（5）如果受场地的限制不方便躺
着练习，下面教你两招随时随地都可
以练习的动作。

　　蹲夹腿

　Step 1：双脚开立，脚尖朝前，两脚之间间隔两脚掌的距离，膝盖微微
弯曲，上体正直，双手叉腰。

　Step 2：膝盖靠拢，坚持20~30秒，还原放松。（正、侧）

要点提示：★ 膝盖弯曲幅度不用过大。★ 每天练习30次，不瘦都不行。

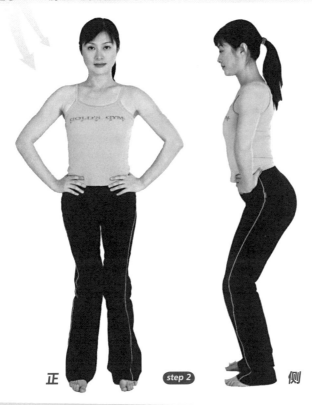

正　　　step 2　　　侧

（6）无聊的开会时间我们也可以利用起来，来试试这个动作吧！
原理和蹲夹腿一样，但这个动作是坐着完成的。

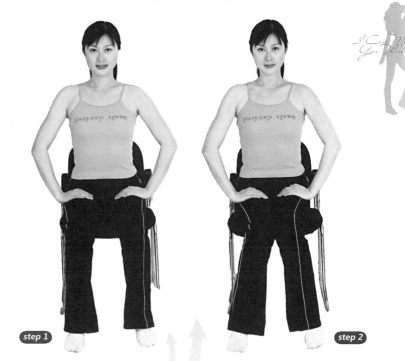

step 1

step 2

Step 1：坐在椅子上，两脚之间间隔两脚掌的距离，上体正直，双手放在大腿上。

Step 2：膝盖靠拢。用力夹紧，坚持20~30秒，还原放松。

要点提示：★ 可以将一本书夹在膝盖中间来完成这个动作。★ 练习次数和时间不限，只要有空就可以练习。

3 >>

餐后甜点：伸展练习5分钟

侧弓步压腿
侧弓步，双手放在弯曲腿的大腿上，
身体向前倾，保持30秒，换另一边。

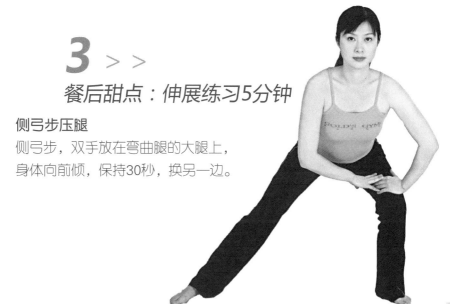

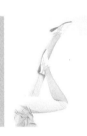

（十）苗条你的小腿

标准尺寸：

小腿长（厘米）= 身高（厘米）X 0.263

小腿围（厘米）= 小腿长（厘米）X 0.75

小腿实在是最让人头疼的一个部位，不论你用了什么办法，都很难使小腿有所改变。有些人小腿粗壮是天生的，壮壮实实的，脂肪并不多但是腿围却一点都不小；有些是因为运动过度或高跟鞋后遗症所导致的小腿肌肉过度发达；还有的是真的堆积了脂肪。

在做小腿运动的时候要非常小心，否则很有可能适得其反，越练越粗。平时尤其是运动后一定要多做小腿部位的伸展练习。虽说想要让自己的小腿细一点有一定的难度，但也并不是完全没办法，只要你能遵照以下的建议，一定会有所改观。

特别提示：● 如果小腿肌肉本来就已经很发达了，想靠运动减肥就不要选择跳绳、跑步等对小腿刺激过大的运动。可以选择骑自行车、游泳、台阶机等来进行有氧运动。● 粗壮、肌肉发达的腿可以在做有氧运动时，穿上不透气的减肥裤，或是用保鲜膜把你的小腿裹上，这样在运动过程中可以帮助你消耗小腿的肌肉组织。

1 > >

不管你是参加任何一种运动，每次运动结束后都一定要花上几分钟时间在小腿肌肉的伸拉上，这个步骤是绝对不能省略的。

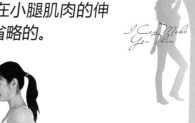

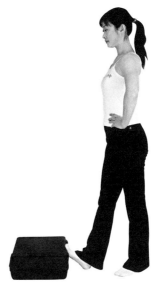

Act 1：将脚尖放在台阶边缘或顶在墙上，身体向前倾，感觉小腿肌肉被伸拉。

要点提示：★ 每个动作伸拉1分钟以上，完成2~3次。

Act 2：

Step 1：双脚前后开立，双手叉腰。

Step 2：上体前倾，重心后移，后腿弯曲，双手扶大腿，前腿伸直，用力勾脚尖。

要点提示：★ 左右腿各完成2~3次。

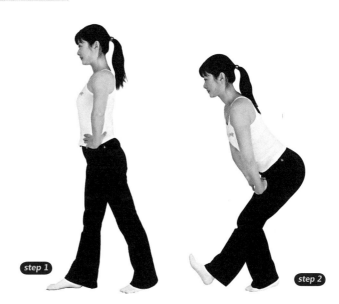

step 1

step 2

2 > >

想坚实小腿的肌肉，又不想让腿变粗，可以用这样的方法。

（1）台阶运动

Step 1：双脚的前脚掌踩在台阶的边缘，脚后跟悬空，双手叉腰，挺胸抬头。

Step 2：右膝弯曲，左脚后跟自然下落，小腿肌肉尽量拉长。

Step 3：双脚立踵。

Step 4：左膝弯曲，右脚后跟自然下落。

要点提示：★ 动作节奏要慢，每组20次，做2~3组。

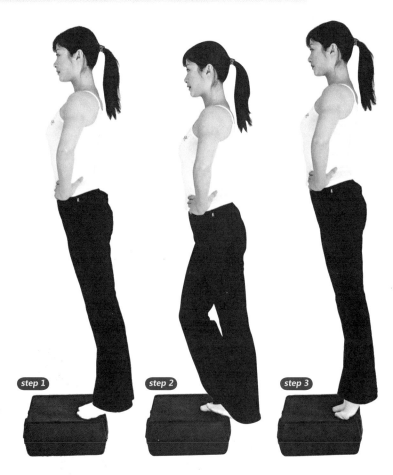

step 1　　　step 2　　　step 3

3 >>

坐着或躺着做腿部的伸展效果会更好。

Act 1：坐在椅子上，一腿向前伸直，用力勾脚尖，双手扶弯曲腿的膝盖，抬头、挺胸、向下压。

要点提示：★ 这个动作不仅能伸展小腿的肌肉，而且对整个腿部的后侧都有很好的伸展效果。

Act 2：坐在椅子上，一腿向侧伸直，用力勾脚尖，手臂前伸触摸脚尖。

要点提示：★ 身体前倾时，不可弓背。★ 这个动作对大腿内侧的肌肉也有伸展的效果。

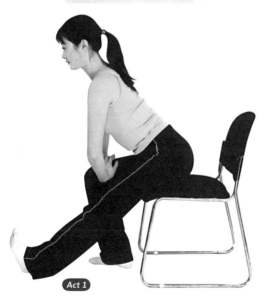

Act 1

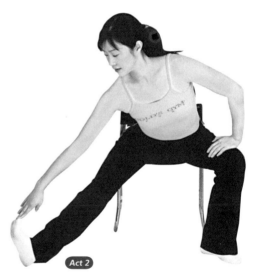

Act 2

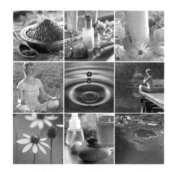

腿部肌肤护理方案：

● 腿部的肌肤非常容易干燥、脱皮，更需要加强日常的呵护保养。春夏季节应该每两周做一次去角质，秋冬季节也应该每个月做一次。

● 淋浴时，轻轻拍打腿部肌肉，刺激血液循环和细胞的更新。

● 根据皮肤性质选择乳液和芳香精油：干性皮肤选择滋润度、保温度高的护理品；想要防止和祛除大腿处横纹及橘皮组织，可选择具有收紧效果的身体油。

● 护理双腿时，别忘了对双足的护理。

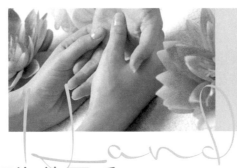

（十一）纤润你的玉手

柔软细腻的双手，令你充满了女人味。但是，由于手部的皮脂腺很少，皮肤自身的油分和水分都严重不足，手部皮肤很容易粗糙。因此对于手部肌肤的护理我们要更细致和周到。

专业护理——每周花20分钟时间做手部保养，先用磨砂膏按摩双手，放在热水中浸泡2分钟，抹上橄榄油按摩5分钟，用保鲜膜包住双手，10分钟后再解开。

日常护理：

1 随身携带一小瓶护手霜，经常涂抹。

2 不可用碱性大的清洁液洗手。因此，接触洗涤灵、洗衣粉等化学物品时，一定要戴上手套。

3 多吃坚果类、豆类、谷类食物以及牛奶等，可以使你的指甲富有光泽。

按摩手法：按摩能促进手部血液循环，加速养分的传送，营养手部肌肤。

1. 将一只手放在另一只手的手背上来回摩擦，直到发热为止。

2. 将一只手的手指放在另一只手的手背上以画圈的方式按摩。

3. 一只手捏住另一只手的手指，轻轻按捏。

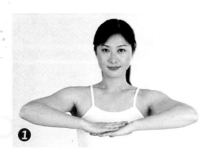
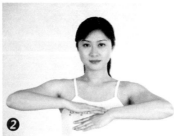
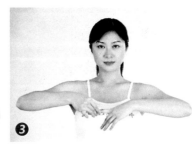

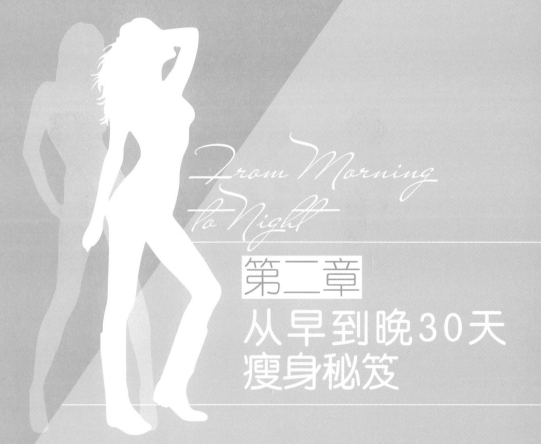

From Morning
to Night

第二章
从早到晚30天
瘦身秘笈

1秒钟减肥法

视觉体重

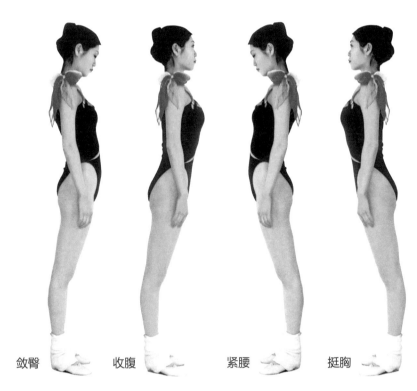

敛臀　　　　收腹　　　　　紧腰　　　　挺胸

　　没有人能精确地说出你的体重，大家对你的胖瘦的评价主要是由你身体的围度，尤其是"三围"决定的。因此只要你能做到敛臀、收腹、紧腰、挺胸这8个字，你的"视觉体重"就会在瞬间减轻1~2千克（体态越丰满减得越多）。这也就是"1秒钟减肥法"。

﹥﹥顶天立地

如果想令你的体态更优美还需注意以下几点：

1. 双脚并拢；双腿伸直，膝夹紧。

2. 双肩端正，略向后展，自然下垂，勿倾斜，内收，端肩；双臂自然下垂。

3. 拉长颈部，头正；眼睛自水平面上抬30度。

4. 整体感觉为头向上顶，脚向下踩，整个人拉成一条直线，即通常所说的"顶天立地"。

5. 自然呼吸。

﹥﹥靠墙站立

如果你还是不得要领，不妨试试靠墙站立。小腿后侧、臀、两肩和头枕部触墙。这种练习每天2~3次，每次做1~3分钟，一直练到你掌握了站立时"直、立、挺拔"的正确要领为止。

﹥﹥顶书行走

在此基础上进行"顶书行走"，即头顶一本有一定重量的书本，行走时髋部稍侧摆，大腿夹紧，两臂前后自然摆动，这将会令您的风姿更加绰约。

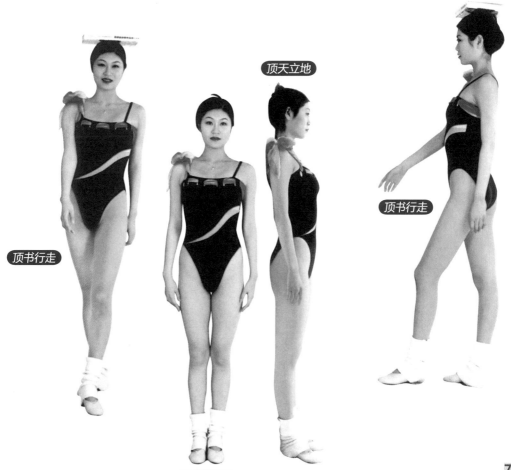

顶天立地

顶书行走

顶书行走

靠墙站立

做一些准备工作

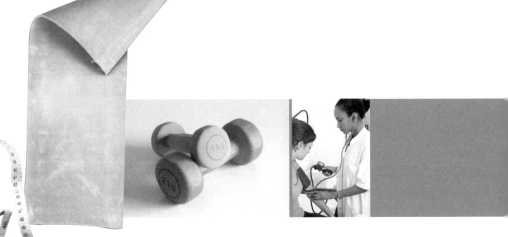

1. 购买哑铃和垫子

哑铃可以用2瓶未饮用的矿泉水代替；地毯也可以起到垫子的作用。

2. 配备称心的运动服

舒适的运动鞋和棉制运动袜，这将令您的锻炼更加舒适美观。

3. 上好闹钟

这是坚持晨练的必要保证，尤其在开始阶段。每天只需早起10分钟。

4. 体检

以确认您没有不适合参加运动的疾病。

5. 找出一条您现在穿着非常合身的、不是本季节的裤子

30天后这条裤子将证明您的锻炼成果。

6. 准备体重秤、带尺

每次都使用同样的测量工具会使您对自己的体型数据的变化了解得更精确。

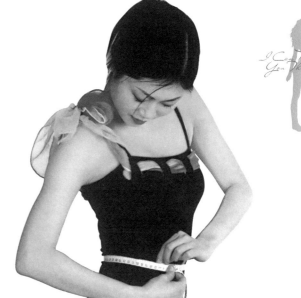

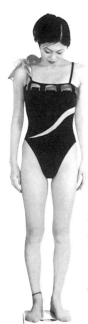

为了更好地配合您健身计划的实施，在30天中的第1、8、15、22、30天晨起称量体重，并测量您的腰围且将测量日期、体重和腰围的数字填写在表中空出的位置。这将更好地反映您的健身效果。

30天体形变化记录表

测量进展	测量日期	项目	
		体重（千克）	腰围（厘米）
第1次测量（第1天）	月		
第2次测量（第8天）	月		
第3次测量（第15天）	月		
第4次测量（第22天）	月		
第5次测量（第30天）	月		

请注意：

1. 体重测量通常在晨起排便后，且每次测量最好赤身或穿同一套轻薄的服装；不要饮水和进食，否则会使您的测量出现误差；测量前您还应将体重秤的指针位于"0"度。

2. 测量腰围的方法是：并腿自然站立，将带尺经肚脐水平环绕腰腹部，两肩放松，平静呼吸后读出数据并记录。

还为您设计了《每周日志》等由您亲自填写的内容，这样您在健身过程中就可以不断地记录实施计划的感受与身体变化的数据，这不仅极为有助于健身计划的贯彻与实施，更重要的是30天后这就是一本您成功炫出体线的DIY（Do It Yourself）秘笈。这不仅使您30天的健身历程更为有趣，也为您留下了一份可视的珍贵回忆。

我们再来看看《每周日志》的使用。
以执行第1天计划的《每周日志》为例：

每周日志

项目	实施情况 日期	星期六	星期日	星期一
	天气	☀ ☁ ☔	☀ ☁ ☔	☀ ☁ ☔
	饮食	● 按计划 ● 没按计划	● 按计划 ● 没按计划	● 按计划 ● 没按计划
	10分钟晨练	● 完成 ● 未完成	● 完成 ● 未完成	● 完成 ● 未完成
	8分钟晚间运动	● 做了 ● 没做	● 做了 ● 没做	● 做了 ● 没做
	排便	● 有 ● 无	● 有 ● 无	● 有 ● 无
	自我感觉	☺ ☺ ☺ ☹ ☹	☺ ☺ ☺ ☹ ☹	☺ ☺ ☺ ☹ ☹
今天	值得记忆的事	由于准备工作充分，今天计划执行得很顺利，只是早上起来称体重前喝了水。我的补救办法是称1杯水—空杯＝水的重量，再用喝水后体重—水的重量＝实际体重。我发现500毫升水重约0.5千克。		
	就寝时间	● 22：00 ● 23：00 ● 更晚	● 22：00 ● 23：00 ● 更晚	● 22：00 ● 23：00 ● 更晚
明天	必须做的事	● 按计划饮食 ● 晨练 ● 晚间运动	● 按计划饮食 ● 晨练 ● 晚间运动	● 按计划饮食 ● 晨练 ● 晚间运动

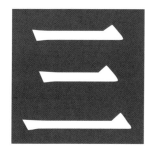

具体运动方案

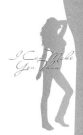

完成这些准备工作后，您就可以挑选某个周六作为 **30天美丽计划的开始**

运动方面本书为你介绍了4套"10分钟晨练"方案，每周一套。前3套是全身性的综合练习，第4套是腰腹部组合练习，30天中我们每天重复进行这一周的晨练方案。而"8分钟晚间运动"每天安排两个局部练习，于每天晚餐后1小时进行。这些练习全部可在家中完成，简便实用。经过30天您将能够从以上两种运动中找到最适合您的"晨练与晚间运动"作为经常性且易于坚持的锻炼手段。

提示：遇月经期请将"10分钟晨练"与"8分钟晚间运动"计划顺延1周，并以每天20~30分钟的散步代替。

在使用每天的瘦身食谱前首先要明确"份"的概念，1份等于您自己1个拳头的大小。每次就餐前先依据瘦身食谱明确吃哪些食品，然后以拳头衡量应吃的分量并一次盛好。进餐时细嚼慢咽，每次正餐的就餐时间约为20~30分钟。30天后即使不看瘦身食谱您也会自然而然地选择那些有益于您健康的食品与适宜的进食量。

如果买不到饮食计划中的食品就用同类食品代替。如瘦羊肉可代替瘦牛肉，小白菜可代替油菜等。当然难免出现在外就餐的情况，你一定要明白：应酬时最难的不是找到同类食品而是只吃应该吃的食品且不超量。

请注意：早餐必须吃，晚餐距就寝时间不应短于3小时。每天饮水（包括鲜榨蔬果汁、茶等饮品）量不应低于1500毫升，食盐的用量不应高于10克。

总之，只要坚持"10分钟晨练"与"8分钟晚间运动"并与每天相应的饮食计划配合，您就会发现"30天炫出体线"指日可待。

第 1 天

今天是星期六，晨起后先测量并将第一次测量后的数据填写在您的《30天体型变化记录表》中。

测量以后喝500毫升温水，然后学习每天只需10分钟、简单但极为有效的"10分钟晨练"。

瘦身食谱

晨起： 饮温水500毫升

早餐： 面包2份，煎鸡蛋1个，牛奶2份，蜂蜜适量

加餐： 橙或桃1份

午餐： 米饭2份，瘦肉1份炒胡萝卜，油菜炒豆腐2份

加餐： 酸奶1份

晚餐： 小米粥2份，黄瓜拌海带丝1份，清炒油麦菜1份

加餐： 葡萄1份或西瓜2份

睡前： 可适量补充维生素

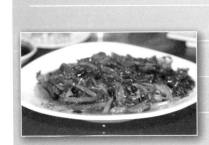

10分钟晨练

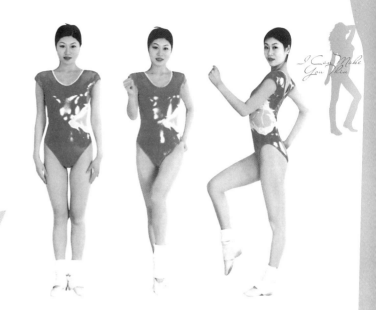

准备活动：2分钟

原地踏步300次 。

抬起腿，膝关节向前，脚尖距地面约5厘米；屈臂自然摆动。

提示：以单脚触地为计数单位，即左右脚交替为2次。

基本训练：7分钟

每一个动作用较轻的力量、稍快的速度连续完成20次后，迅速地换下一个练习。共做两轮。

1. 直立弯举：锻炼上臂

手持哑铃自然放于体侧，分腿站立；屈臂将哑铃举至与肩同高，再伸臂还原。

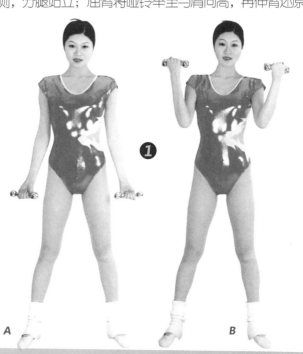

❶

A   B

20 分钟 轻松美体

2. 半蹲：锻炼大腿前侧

手持哑铃自然放于体侧，分腿站立；屈膝半蹲后站直还原。

3. 宽握推举：锻炼肩部

屈臂手持哑铃至与肩侧同高，分腿站立；将哑铃举过头顶，手臂伸直，尽量夹住耳朵后屈臂还原。

4. 仰卧起坐：锻炼腹部

平躺在垫子上，屈膝分腿，两臂交叉，手触肩；抬起上体，注意腰部不离开地面，头部保持自然伸直后还原。

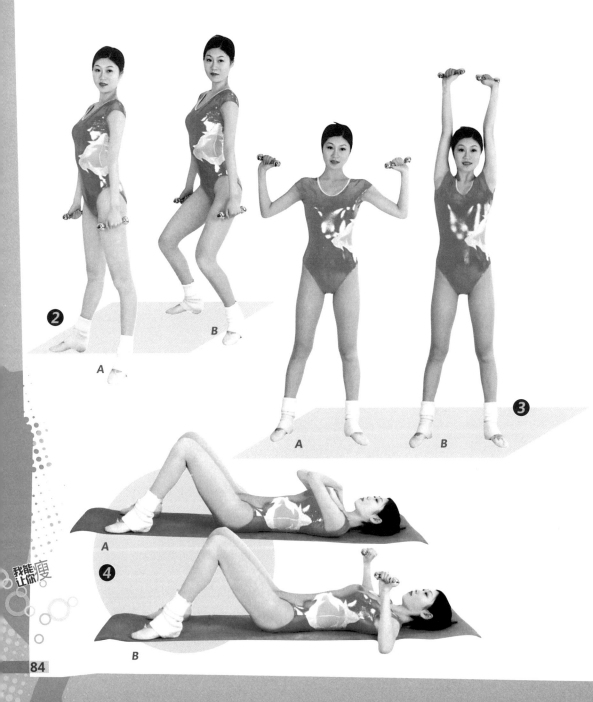

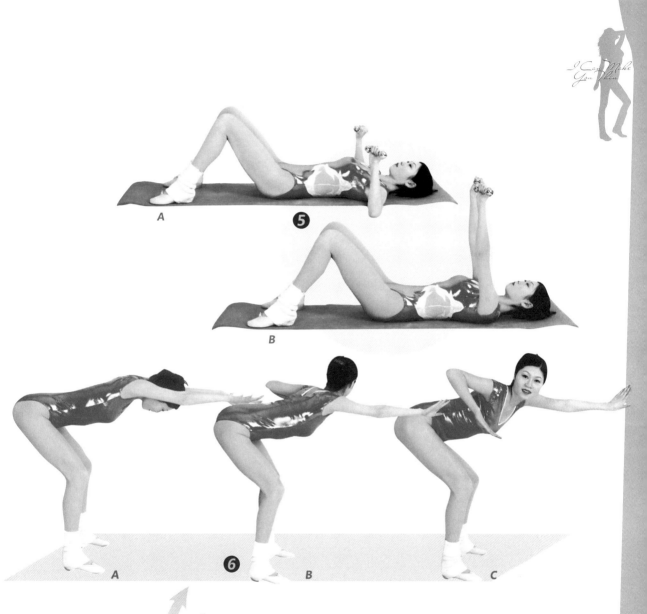

5. 卧推：锻炼胸部

平躺在垫子上，屈膝分腿，屈臂手持哑铃于肩侧；将哑铃上举至手臂伸直，两手宽度与肩同宽，然后还原。

6. 俯身自由泳：锻炼腰背部

屈膝分腿，上体前倾至与地面平行，头部自然伸直，手臂前伸；然后屈左臂，同时头向左转，随之在伸直左臂的同时屈右臂，头转向右边以模仿自由泳的动作。

20分钟 轻松美体

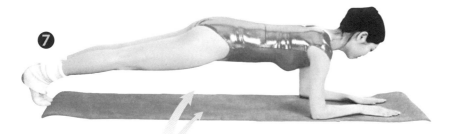

7 前臂俯撑15秒：锻炼躯干

前臂分开与肩同宽，俯撑于地面，身体成一直线，不要翘臀、低头。

放松整理：1分钟

1 原地放松小跑80次30秒

抬起腿膝关节向前，脚尖可不离地；双臂放松，自然抖动。

提示：以单脚触地为计数单位，即左右脚交替为2次。

2 仰卧伸展30秒

仰卧，臂上举，四肢向远端发力伸展，似俗称的"伸懒腰"。

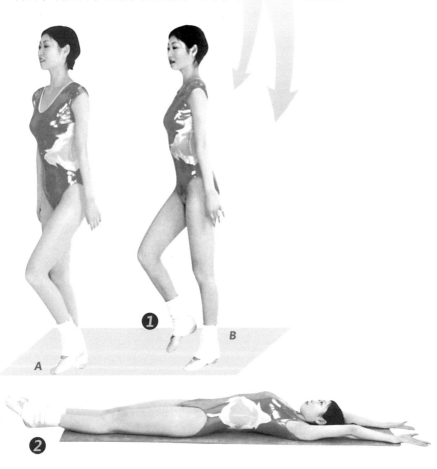

A B

8分钟晚间运动 🕐

练习1与练习2交替进行，所有练习的第一组请您采用稍小的幅度、稍慢的速度以作为准备活动。两个练习各做3组后抖动或按摩锻炼部位，使其放松。

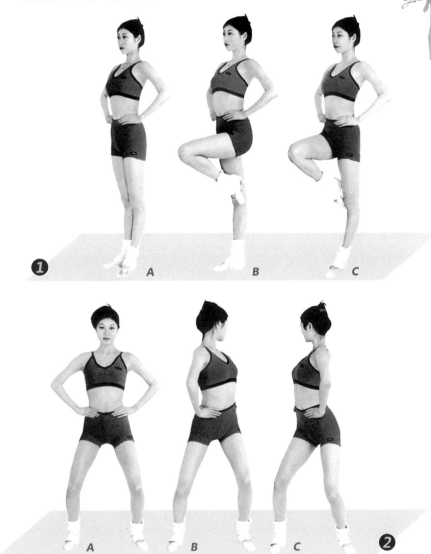

1. 站立向前吸腿：锻炼大腿前侧

直立，两手叉腰，屈左腿向前抬至大腿与地面平行后下落还原，再换右腿做相同动作。两腿交替各做10次为1组。

2 分腿半蹲转体：锻炼腰部

分腿站立与肩同宽，两手叉腰，屈膝半蹲，上体向左转至最大幅度后还原，再向右转做相同动作。左右转体各做10次为1组。

20分钟 轻松美体

第2天

医学研究表明：超重13.6千克以上的人大约少活7年，而超重4.5千克到13千克的人将少活3年左右。

瘦身食谱

晨起：饮温水500毫升

早餐：豆浆2份，麻酱烧饼2份，香蕉2份

加餐：酸奶1份

午餐：米饭2份，瘦牛肉1份，炖黑木耳萝卜，清炒生菜2份

加餐：酸奶1份

晚餐：绿豆粥2份，菠菜炒鸡蛋2份

加餐：橙或桃1份

睡前：可适量补充维生素

10分钟晨练

重复第1天的晨练内容

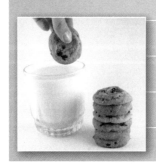

我能让你瘦

8分钟晚间运动 🕐

练习1与练习2交替进行，所有练习的第一组请您采用稍小的幅度、稍慢的速度以作为准备活动。两个练习各做3组后抖动或按摩锻炼部位使其放松。

1. 俯撑跪姿屈腿后举：锻炼臀部

跪撑在垫子上，左腿屈膝后举至大腿与地面平行；然后左腿尽量上抬至最大幅度，再屈膝还原，重复15次后再换右腿做15次为1组。

2. 侧卧举腿：锻炼大腿外侧

左腿在上侧卧于垫子上，右前臂撑地，左手自然放于体前，左腿侧举至约与地面成45度后还原，重复15次，再换右腿做15次为1组。注意膝关节要伸直，身体其他部位没有动作，切忌屈髋。

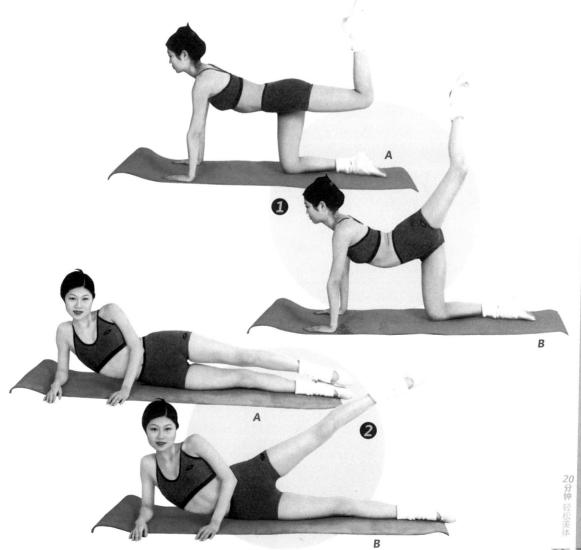

第3天

让我们从一点一滴开始，
为能拥有健康的身体而共同努力。

瘦身食谱

晨起：饮温水500毫升

早餐：豆腐脑2份，馒头1份，煮鸡蛋1个

加餐：梨或苹果1份

午餐：米饭2份，红烧鲤鱼1份，西红柿炒青椒2份

加餐：酸奶2份

晚餐：玉米1根，芹菜炒蘑菇2份，清炒芥菜1份

加餐：葡萄1份或西瓜2份

睡前：可适量补充维生素

10分钟晨练

重复第1天的晨练内容

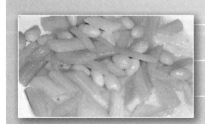

8分钟晚间运动 🕐

　　练习1与练习2交替进行，所有练习的第一组请您采用稍小的幅度、稍慢的速度以作为准备活动。两个练习各做3组后抖动或按摩锻炼部位使其放松。

1. 站立向侧吸腿：锻炼大腿前、内侧

　　自然站立，双手叉腰，左腿屈向侧抬至大腿与地面平行后下落还原，再换右腿做相同动作。两腿交替各做10次为1组。

2. 体侧屈：锻炼腰部

　　分腿屈膝半蹲，右手轻扶于头后，身体向左侧屈，左手沿腿侧自然向下伸至最大幅度后还原，重复15次后再换反面做15次为1组。

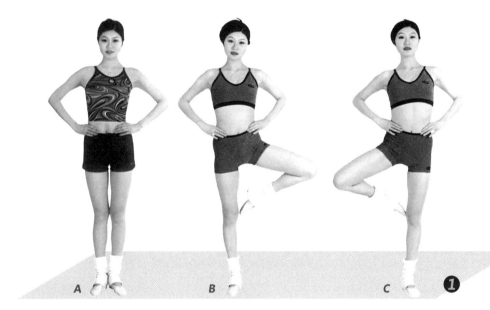

A　　　　B　　　　C　　❶

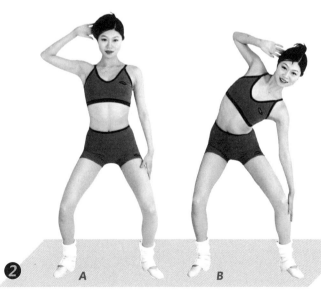

❷　　A　　　　B

第 4 天

养成积极活动的生活习惯，比如每次饮食后进行收拾杯盘等缓和活动5分钟后再坐下。

瘦身食谱

晨起：饮温水500毫升

早餐：豆浆2份，紫米窝头1份，煮鸡蛋1个

加餐：桃或橙1份

午餐：米饭2份，清蒸草鱼1份，香菇油菜2份

加餐：酸奶2份

晚餐：红豆粥2份，黄瓜拌腐竹2份

加餐：梨或苹果1份

睡前：可适量补充维生素

10分钟晨练

重复第1天的晨练内容

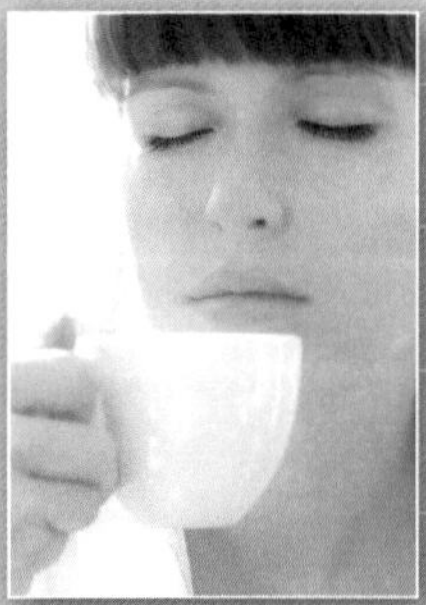

8分钟晚间运动 🕐

　　练习1与练习2交替进行，所有练习的第一组请您采用稍小的幅度、稍慢的速度以作为准备活动。两个练习各做3组后抖动或按摩锻炼部位使其放松。

1. 俯撑跪姿屈腿侧举：锻炼臀部

　　跪撑在垫子上；左腿屈向侧抬至大腿与地面平行后还原，重复15次后再换右腿做15次为1组。

2. 仰卧屈腿举：锻炼腹部

　　屈膝并腿，平躺在垫子上，手臂自然放于体侧；腹肌收缩，将双腿举至胸前后还原，做20次为1组。

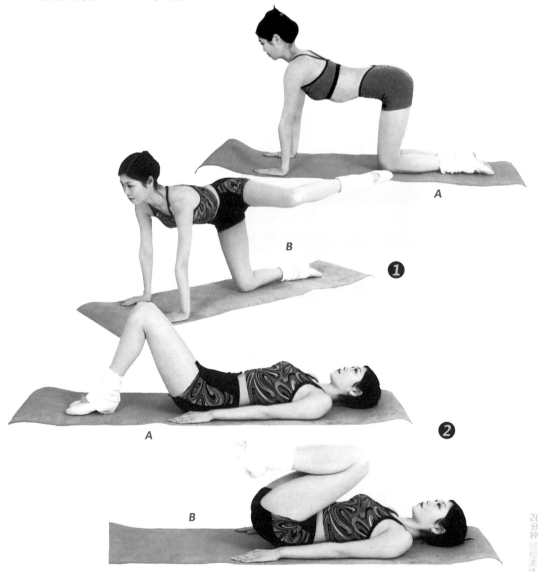

第5天

稳定的早餐是稳定的健康状态的重要保证。早餐的质量可以代表生活的质量。把早餐和晚餐的预算对调，会对身体更有好处。

瘦身食谱

晨起：饮温水500毫升

早餐：面包2份，煮鸡蛋1个，牛奶2份

加餐：桃或橙1份

午餐：米饭2份，去皮鸡肉1份炒黑木耳、胡萝卜，韭菜炒黄豆芽2份

加餐：酸奶1份

晚餐：紫米馒头1份，海带、冬瓜、西红柿汤2份

加餐：梨或葡萄1份

睡前：可适量补充维生素

10分钟晨练

重复第1天的晨练内容

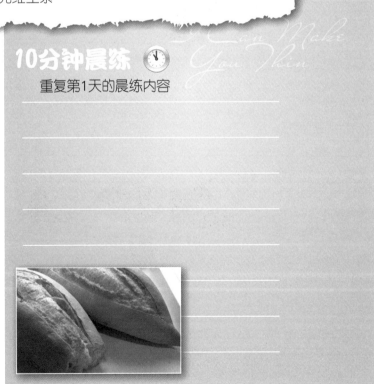

8分钟晚间运动

练习1与练习2交替进行，所有练习的第一组请您采用稍小的幅度、稍慢的速度以作为准备活动。两个练习各做3组后抖动或按摩锻炼部位使其放松。

1. 站立腿内收：锻炼大腿内侧

直立手叉腰；抬左腿向内收至最大幅度后还原，再换右腿做相同动作。两腿交替各做10次为1组。做内收动作时注意伸直膝关节。

2. 半蹲体前屈：锻炼背部

分腿屈膝半蹲，双手轻扶于头后；上体前倾至与地面平行后还原，做20次为1组。注意上体前倾时头部自然伸直。

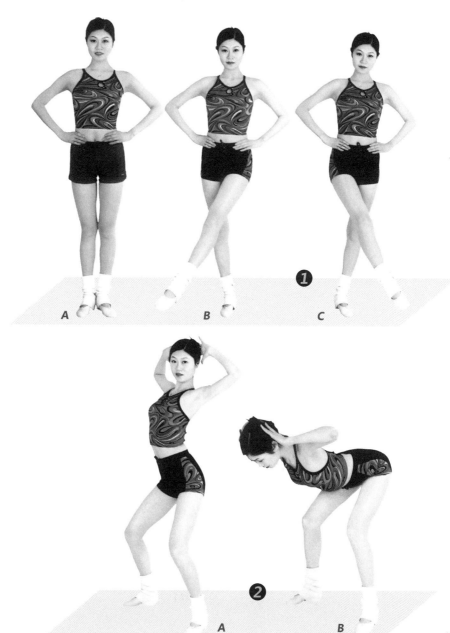

A B C ❶

A B ❷

第6天

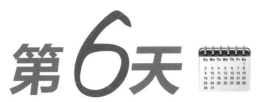

如果你必须面对觥筹交错的应酬，太好了！
考验你的时刻到了！

瘦身食谱

晨起：饮温水500毫升

早餐：面包2份，煮鸡蛋1个，牛奶2份

加餐：桃或橙1份

午餐：米饭2份，去皮鸡肉1份炒柿子椒，爆炒藕片2份

加餐：酸奶1份

晚餐：玉米饼1份，红烧豆腐1份，蒜茸油麦菜2份

加餐：杏或橘子1份

睡前：可适量补充维生素

10分钟晨练

重复第1天的晨练内容

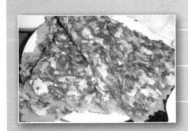

8分钟晚间运动 🕐

练习1与练习2交替进行，所有练习的第一组请您采用稍小的幅度、稍慢的速度以作为准备活动。两个练习各做3组后抖动或按摩锻炼部位使其放松。

1. 站立前后摆腿：锻炼腿部

右手轻扶椅子，左手叉腰站立；前后摆动左腿，重复15次后换右腿做15次为1组。摆动腿时膝关节要伸直，上体保持正直。

2. 上体垂直绕环：锻炼腰背部

双手叉腰，屈膝半蹲；上体向左侧倾斜至最大幅度后再向前倾，随之绕至身体右侧倾斜的最大幅度后将上体立直还原，换右侧开始做相同动作，左右交替各做10次为1组。

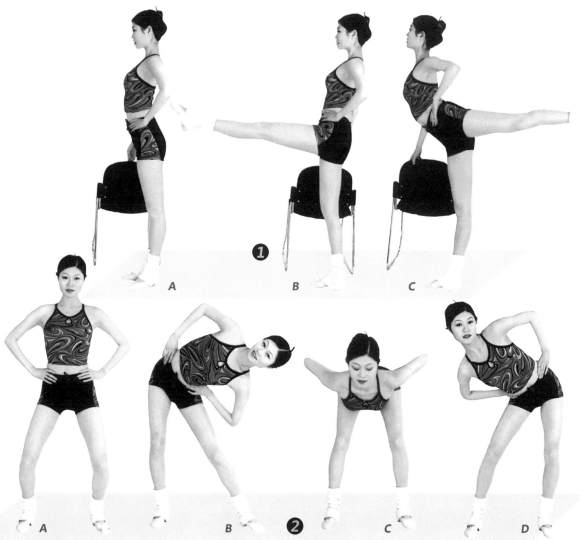

A   B   C ❶

A   B ❷ C   D

第7天

每当略感饥饿时我总是非常的愉快，因为这标志着我的消化系统允许我将更多的血液供给大脑或身体的其他部位，而且此时的我一定更加轻盈。

瘦身食谱

晨起：饮温水500毫升

早餐：豆腐脑2份，粗麦面包2份

加餐：梨或苹果1份

午餐：韭菜鸡蛋水饺3份，黄瓜拌海带丝1份

加餐：酸奶2份

晚餐：土豆丝1份炒柿子椒，黑木耳、西红柿汤1份

加餐：葡萄或西瓜2份

睡前：可适量补充维生素

10分钟晨练

重复第1天的晨练内容

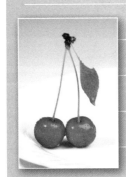

8分钟晚间运动 🕐

　　练习1与练习2交替进行，所有练习的第一组请您采用稍小的幅度、稍慢的速度以作为准备活动。两个练习各做3组后抖动或按摩锻炼部位使其放松。

1. 侧卧单腿内收：锻炼大腿内侧

　　左腿在上侧卧于垫子上，同时屈左腿放在右膝后，右手扶头，左手自然放于体前；右腿上抬至最大幅度后还原，做15次后换反面再做15次为1组。

2. 分腿仰卧顶髋：锻炼臀部

　　分腿屈膝，平躺在垫子上，手臂自然放于体侧；向上顶髋至最大幅度，同时膝关节并拢后还原，做20次为1组。

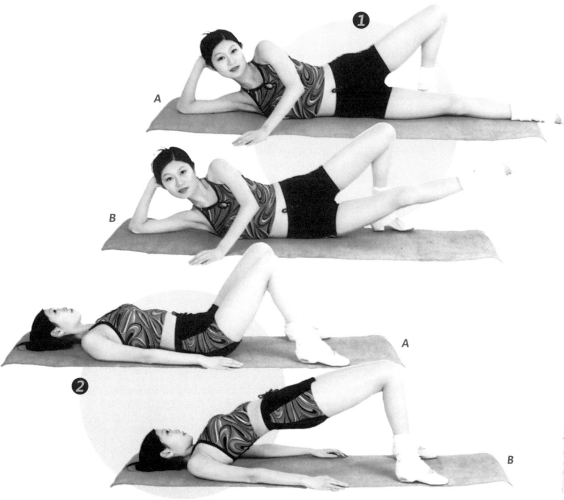

第一周日志

项目 / 实施情况 / 日期		星期六	星期日	星期一
	天气	☀ ☁ ☂	☀ ☁ ☂	☀ ☁ ☂
	饮食	• 按计划 • 没按计划	• 按计划 • 没按计划	• 按计划 • 没按计划
	10分钟晨练	• 完成 • 未完成	• 完成 • 未完成	• 完成 • 未完成
	8分钟晚间运动	• 做了 • 没做	• 做了 • 没做	• 做了 • 没做
	排便	• 有　　• 无	• 有　　• 无	• 有　　• 无
今天	自我感觉	☺ ☺ ☺ ☹ ☹	☺ ☺ ☺ ☹ ☹	☺ ☺ ☺ ☹ ☹
	值得记忆的事			
	就寝时间	• 22：00 • 23：00 • 更晚	• 22：00 • 23：00 • 更晚	• 22：00 • 23：00 • 更晚
明天	必须做的事	• 按计划饮食 • 晨练 • 晚间运动	• 按计划饮食 • 晨练 • 晚间运动	• 按计划饮食 • 晨练 • 晚间运动

星期二	星期三	星期四	星期五
☀ ☁ ☂	☀ ☁ ☂	☀ ☁ ☂	☀ ☁ ☂
• 按计划 • 没按计划	• 按计划 • 没按计划	• 按计划 • 没按计划	• 按计划 • 没按计划
• 完成 • 未完成	• 完成 • 未完成	• 完成 • 未完成	• 完成 • 未完成
• 做了 • 没做	• 做了 • 没做	• 做了 • 没做	• 做了 • 没做
• 有　　• 无	• 有　　• 无	• 有　　• 无	• 有　　• 无
😀 🙂 😐 🙁 😞	😀 🙂 😐 🙁 😞	😀 🙂 😐 🙁 😞	😀 🙂 😐 🙁 😞
• 22：00 • 23：00 • 更晚	• 22：00 • 23：00 • 更晚	• 22：00 • 23：00 • 更晚	• 22：00 • 23：00 • 更晚
• 按计划饮食 • 晨练 • 晚间运动	• 按计划饮食 • 晨练 • 晚间运动	• 按计划饮食 • 晨练 • 晚间运动	• 按计划饮食 • 晨练 • 晚间运动

第8天

你不必天天称体重，每周固定1个时间，在清晨、空腹、着相同服装的状态下称量并予以记录即可。这样会帮你更好地达到减肥的目的。晨起后先测量体重和腰围并填写《30天体型变化记录表》。

瘦身食谱

晨起：饮温水500毫升

早餐：小米粥2份，发糕1份，小菜1份

加餐：苹果1份，酸奶1份

午餐：米饭2份，红烧鲤鱼1份，清炒生菜2份

加餐：酸奶1份

晚餐：大米粥2份，西红柿炒鸡蛋2份，拌豆腐丝1份

加餐：杏或橘子1份

睡前：可适量补充维生素

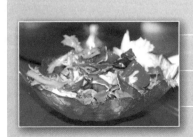

准备活动：2分钟。

一字步70次

　　向前迈步，脚跟先着地；向后退步，脚尖先着地。双腿有弹性地屈伸。屈臂自然摆动。

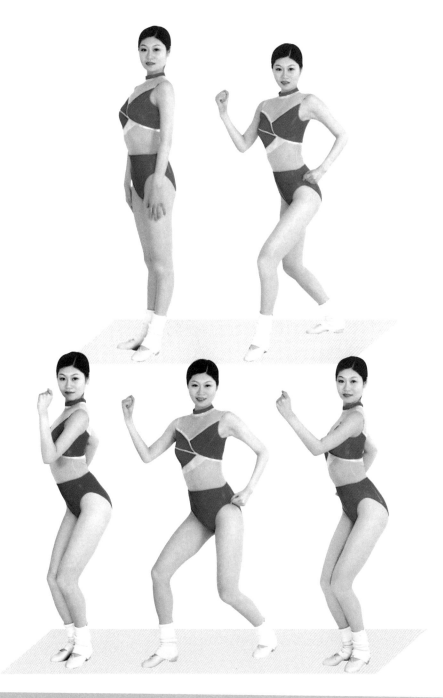

基本训练：7分钟。

每一个动作用较轻的重量、稍快的速度连续完成20次后，迅速地换下一个练习。做两轮。

1. 颈后臂屈伸：锻炼上臂

手持哑铃屈臂夹肘放于颈后，分腿站立；双臂伸直将哑铃举过头顶后还原。

2. 俯卧腿弯举：锻炼大腿后群

俯卧在垫子上，双手交叠至于颌下；屈膝勾脚尖将小腿向臀部靠近至最大幅度后还原。

3. 直立飞鸟：锻炼肩部

手持哑铃放于体侧，自然分腿站立；手臂略弯曲将哑铃举至与肩同高后还原。

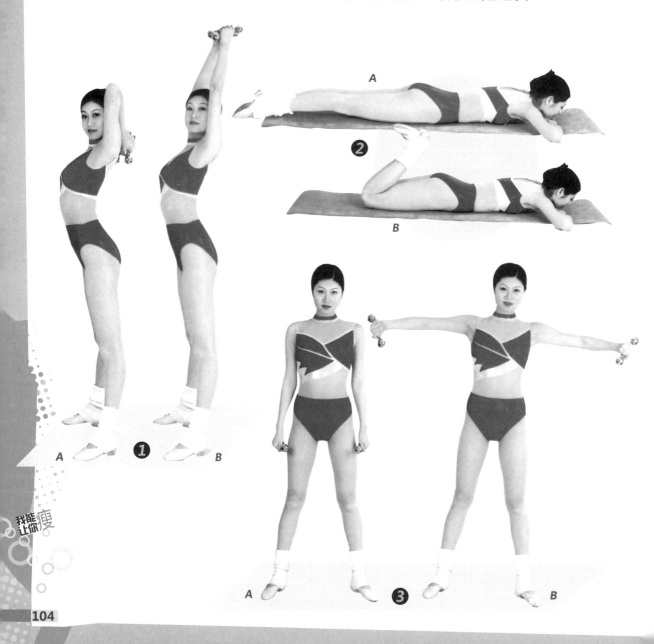

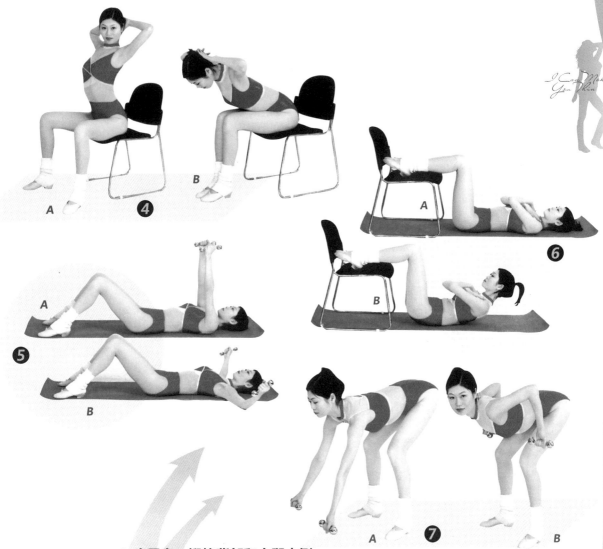

4. 坐弓身：锻炼背部和大腿内侧

上体直立分腿坐在椅子上，屈臂手扶头后；上体前倾同时两腿内收并拢，头部自然伸直，然后还原。

5. 仰卧飞鸟：锻炼胸部

手臂伸直与肩同宽前举哑铃，屈膝分腿躺在垫子上；两臂略弯曲外展至哑铃约与肩同高处后还原。

6. 举腿仰卧起坐：锻炼腹部

屈膝将小腿置于椅子上，平躺在垫子上，两臂交叉手触肩；抬起上体，注意腰部不离开地面，头部保持自然伸直后还原。

7. 俯身划船：锻炼背部

屈膝分腿半蹲，上体前倾，手持哑铃置于体前，手臂伸直，略抬头；向后屈臂夹肘将哑铃提起至最高点后还原。

放松整理：1分钟。

1. 原地放松小跑80次，30秒

抬起腿膝关节向前，脚尖可不离地，两臂放松自然抖动。

提示：以单脚触地为计数单位，即左右脚交替为2次。

2. 仰卧伸展，30秒

仰卧臂上举，四肢向远端发力伸展，似俗称的"伸懒腰"。

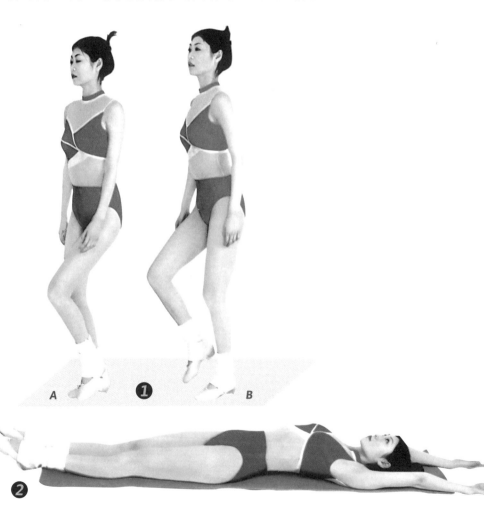

A ① B

②

8分钟晚间运动 🕐

练习1与练习2交替进行，所有练习的第一组请您采用稍小的幅度、稍慢的速度以作为准备活动。两个练习各做3组后抖动或按摩锻炼部位使其放松。

1. 俯撑跪姿直腿后举：锻炼大腿后群

跪撑在垫子上，左腿向后伸直，脚尖点地；将左腿向后举至最大幅度后还原，做15次后换右腿再做15次为1组。

2. 举腿仰卧起坐：锻炼腹部

屈膝举腿平躺在垫子上，两臂交叉，手触肩；抬起上体，注意腰部不离开地面，头部保持自然伸直后还原。重复20次为1组。

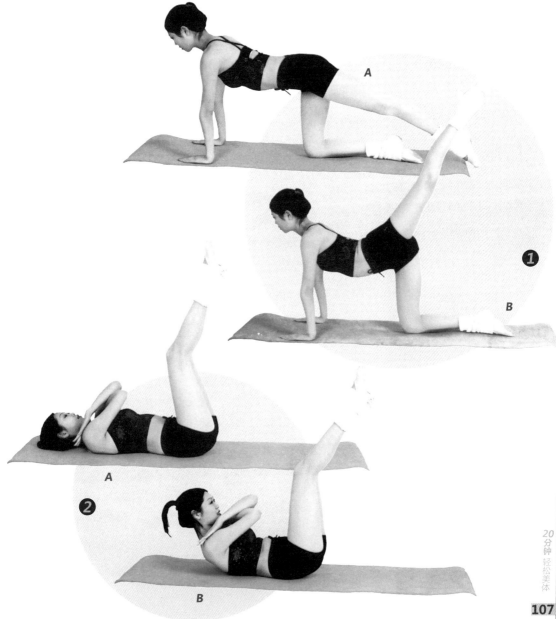

第9天

要是你一不小心哪天吃多了，最好当天就加大运动量。你一定不能经常性的"不小心"，因为虽说"一口吃不成个胖子"，可要是好几口那就难说了。

瘦身食谱

晨起：饮温水500毫升

早餐：小米粥2份，煮鸡蛋1个，小菜1份

加餐：饼干等点心1份，牛奶2份，蜂蜜适量

午餐：馒头2份，西红柿炒圆白菜2份，鲫鱼豆腐2份做汤

加餐：葡萄1份或西瓜2份，酸奶1份

晚餐：蒸南瓜2份，素炒扁豆1份

加餐：杏或橘子2份

睡前：可适量补充维生素

10分钟晨练

重复第8天的晨练内容

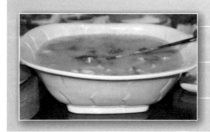

8分钟晚间运动 🕐

练习1与练习2交替进行，所有练习的第一组请您采用稍小的幅度、稍慢的速度以作为准备活动。两个练习各做3组后抖动或按摩锻炼部位使其放松。

1. 站立前侧吸腿：锻炼腿部

右手轻扶椅背，左手叉腰直立于椅侧：屈左腿向前抬至大腿与地面平行后膝关节继续外展至最大幅度，再内收大腿至与地面平行后还原，做15次后换右腿再做15次为1组。

2. 半蹲俯立飞鸟：锻炼背部

屈膝分腿半蹲，上体前倾，手持哑铃置于体前，手臂伸直，略抬头；肘关节略弯曲将哑铃举至约与肩同高后还原，重复20次为1组。

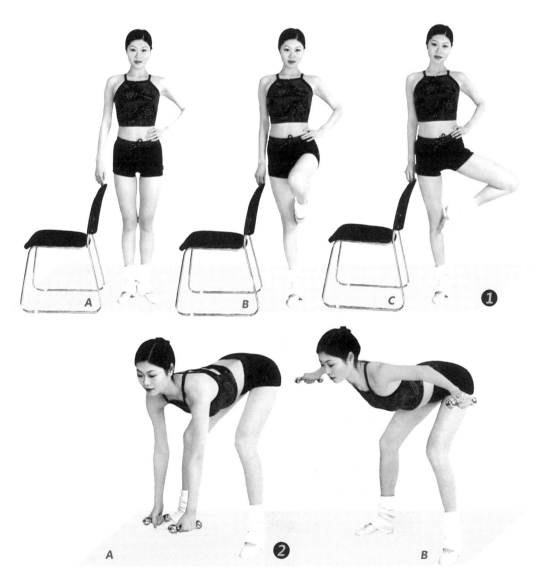

第**10**天

如果想让体重降得快一些，可每天增加15~20分钟的健身走。

瘦身食谱

晨起：饮温水500毫升

早餐：麦片1份，牛奶2份，煮鸡蛋1个，蜂蜜适量

加餐：酸奶1份

午餐：馒头2份，瘦牛肉1份炖萝卜，海带豆腐丝2份

加餐：梨或苹果1份

晚餐：面条1份，西红柿、蘑菇、油菜等辅料2份

加餐：李子或柿子1份

睡前：可适量补充维生素

10分钟晨练

重复第8天的晨练内容

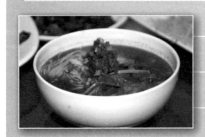

8分钟晚间运动

练习1与练习2交替进行，所有练习的第一组请您采用稍小的幅度、稍慢的速度以作为准备活动。两个练习各做3组后抖动或按摩锻炼部位使其放松。

1. 直角坐分并腿：锻炼大腿内侧

双腿并拢，上体正直，坐于垫子上，双手于体后撑地；膝关节伸直，两腿向外分开至最大幅度后还原，重复20次为1组。

2. 俯卧单腿后举：锻炼大腿后群

俯卧在垫子上，双手交叠置于颌下；膝关节伸直举起左腿至最大幅度后还原，再换右腿做相同动作。两交替各做10次为1组。

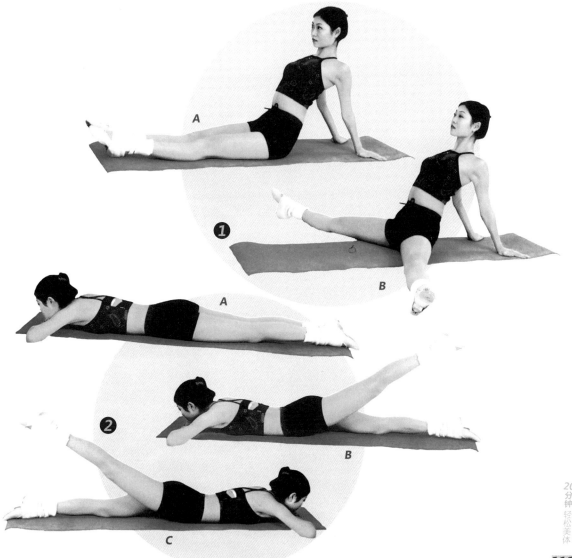

第11天

如果某天18：00以后你想吃冰激凌、巧克力等高能食品了，千万别强迫自己断绝想吃的念头。但你要先吃晚餐等日常饮食，然后再去买那些"高能零食"。买回后通常不要立刻食用，而是把它们放进冰箱并告诉自己美美睡上一觉，然后在第二天中午以前吃掉这些食品。这样你今晚会过得比较惬意。至于第二天是否仍然要吃这些零食那就看你的心情了，反正它们放进冰箱的冷冻室也坏不了。

瘦身食谱

晨起：饮温水500毫升

早餐：豆浆2份，玉米面窝头1份，煮鸡蛋1个，小菜1份

加餐：香蕉2份

午餐：花卷2份，瘦肉1份炒菜花，红烧茄子2份

加餐：酸奶2份

晚餐：大米粥2份，藕片炒荷兰豆1份，清炒芥菜2份

加餐：杏或橙1份

睡前：可适量补充维生素

10分钟晨练

重复第8天的晨练内容

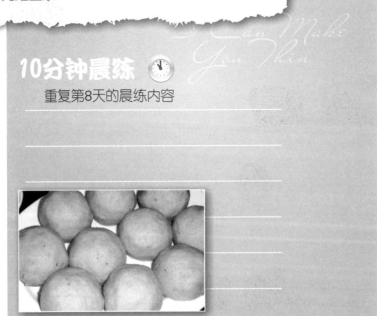

8分钟晚间运动 🕐

练习1与练习2交替进行，所有练习的第一组请您采用稍小的幅度、稍慢的速度以作为准备活动。两个练习各做3组后抖动或按摩锻炼部位使其放松。

1. 直角坐单腿屈伸：锻炼腿部

双腿并拢，上体正直，坐于垫子上，双手于体后撑地；屈左膝将大腿抬至胸前后还原，再换右腿做相同动作。两腿交替各做10次为1组。

2. 仰卧屈腿起坐：锻炼腹部

双腿并拢，屈膝，平躺在垫子上，手臂自然放于体侧；抬起上体，注意腰部不离开地面，头部保持自然伸直，臂前伸手触小腿后还原。重复20次为1组。

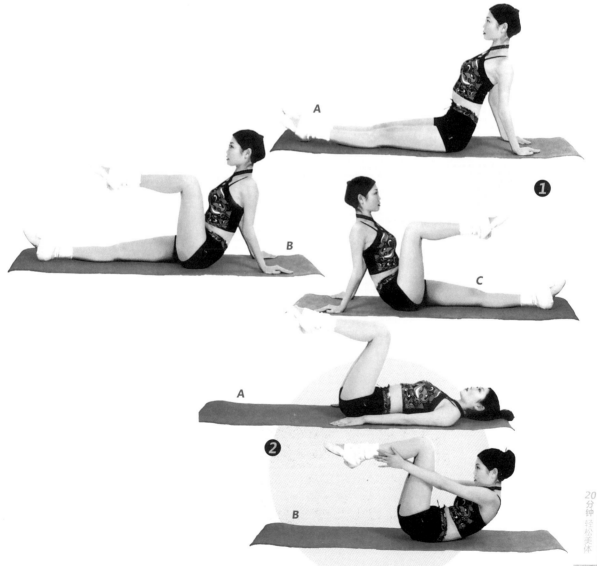

第12天

注意：千万别把加餐当正餐。

如果距离用正餐的时间超过2小时却感到难以忍受的饥饿，那就吃一些有益健康的小零食。

如1把大杏仁或腰果等果仁儿、1个苹果或桃子等水果、豆浆或牛奶配1片全麦面包等。这不仅缓解了饥饿，更重要的是它们给你带来了适量而又有益身心健康的微量元素。

瘦身食谱

晨起：饮温水500毫升

早餐：小米粥2份，发糕1份，小菜1份

加餐：苹果或桃1份，酸奶1份

午餐：米饭2份，去皮鸡肉1份炒扁豆，西红柿炒圆白菜2份

加餐：酸奶1份

晚餐：米饭1份，芹菜1份炒豆腐干，鸡蛋、黑木耳、油菜汤2份

加餐：梨或葡萄1份

睡前：可适量补充维生素

10分钟晨练

重复第8天的晨练内容

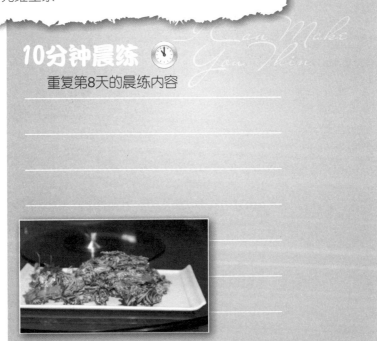

我能
让你瘦

8分钟晚间运动 🕛

练习1与练习2交替进行，所有练习的第一组请您采用稍小的幅度、稍慢的速度以作为准备活动。两个练习各做3组后抖动或按摩锻炼部位使其放松。

1. 侧卧单腿屈伸：锻炼腿部

左腿在上侧卧于垫子上，右前臂撑地，左手自然放于体前；向侧屈左膝至脚尖轻触右腿膝关节内侧后还原，再换右腿做相同动作，两腿交替各做10次为1组。

2. 站立屈腿后举：锻炼大腿后群和臀部

双手扶椅背直立；向前屈左膝至大腿与地面平行再向后直膝摆腿至最大幅度，重复15次，再换右腿做15次为1组。

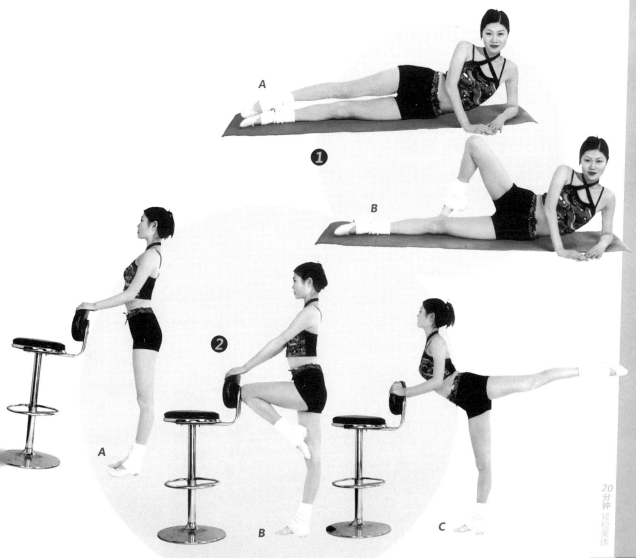

第13天

假如家人让您在临睡前又吃一点儿甜美的浓汤、小水饺宵夜，或在酒足饭饱的应酬后，还吃一点您最爱吃的红米饭、南瓜汤……

你要明白：长此以往必将发胖。因此最好和家人讲清不能再吃的理由，然而心意是要收下的。

我们不要因为吃"爱心食物"而令自己营养过剩。

瘦身食谱

晨起：饮温水500毫升

早餐：面包2份，煎鸡蛋1个，牛奶2份，蜂蜜适量

加餐：橙或杏1份

午餐：米饭2份，瘦牛肉1份炖土豆，蒜茸油麦菜2份

加餐：酸奶1份

晚餐：蒸南瓜2份，海带、豆腐、黑木耳汤2份

加餐：李子或柿子1份

睡前：可适量补充维生素

10分钟晨练

重复第8天的晨练内容

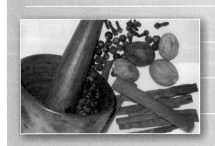

8分钟晚间运动 🕐

练习1与练习2交替进行，所有练习的第一组请您采用稍小的幅度、稍慢的速度以作为准备活动。两个练习各做3组后抖动或按摩锻炼部位使其放松。

1. 对足坐肘膝抗阻收展：锻炼大腿内侧

并腿屈膝坐于垫上，两手十指交叉肘关节放于膝关节内侧；膝肘对抗用力做尽可能大幅度的外展内收，20次为1组。

2. 仰卧蹬车：锻炼腹部

并腿屈膝举腿，平躺在垫子上，手臂自然放于体侧；左腿向前伸的同时右腿向后屈做蹬车动作，两腿交替做20次为1组。

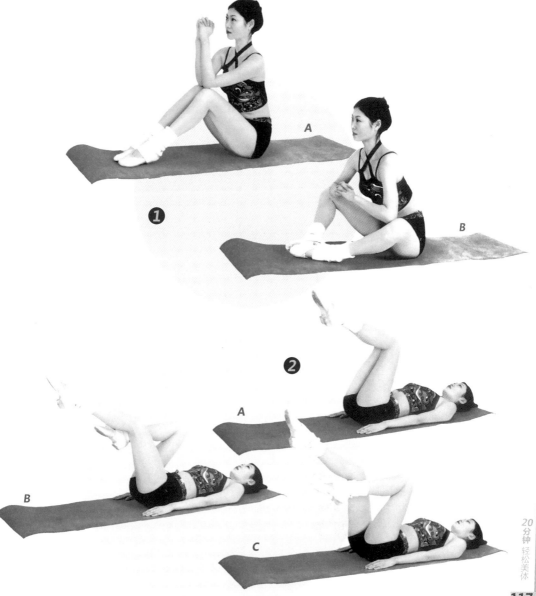

第14天

香蕉、樱桃、南瓜、菠菜、大蒜、鸡肉、深水鱼、全麦面包、低脂牛奶……这些都是美味、营养、适于实施瘦身计划的食品。但更重要的是它们还具有抗抑郁的功能。

吃下这些"快乐食物"能令你的心情益发开朗。

瘦身食谱

晨起：饮温水500毫升

早餐：豆腐脑2份，全麦面包1份，煮鸡蛋1个

加餐：杏仁1份，樱桃1份

午餐：面条1份，去皮鸡肉1份，金针菇、蒜苗、西红柿等辅料2份

加餐：酸奶2份

晚餐：玉米粒1份，菠菜1份，海带、萝卜等辅料煮食

加餐：橘子或西瓜2份

睡前：可适量补充维生素

10分钟晨练

重复第8天的晨练内容

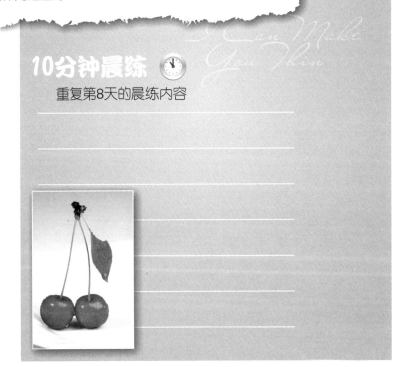

8分钟晚间运动 🕐

练习1与练习2交替进行，所有练习的第一组请您采用稍小的幅度、稍慢的速度以作为准备活动。两个练习各做3组后抖动或按摩锻炼部位使其放松。

1. 俯卧腿弯举：锻炼大腿后群

俯卧在垫子上，双手交叠置于颌下；屈左膝勾脚尖将小腿向臀部靠近至最大幅度后还原，再换右腿做相同动作，两腿交替各做10次为1组。

2. 臀走：锻炼臀部

并腿屈膝，双手放于膝关节前，坐于垫子上，抬起双脚将左臀向前移动，注意控制身体的平衡，再换右臀向前，左右依次交替向前行进15次为1组。

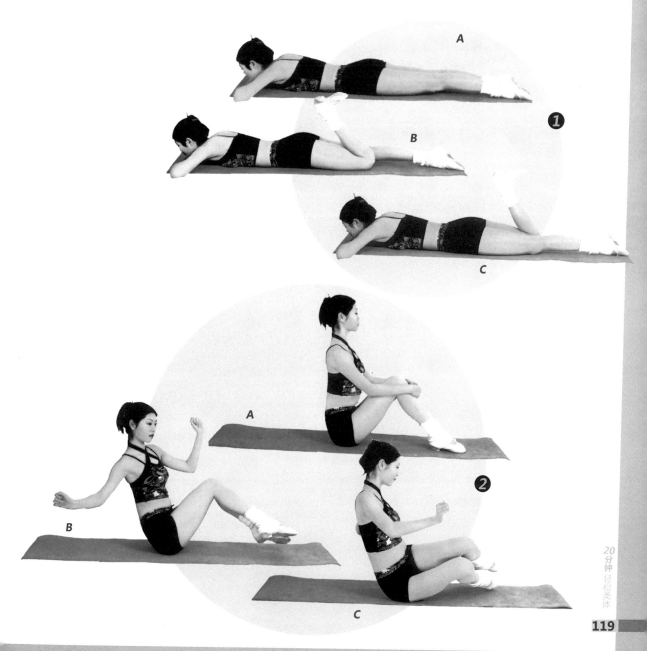

第二周**日志**

项目　　实施情况　　日期	星期六	星期日	星期一
天气	☀ ☁ ☂	☀ ☁ ☂	☀ ☁ ☂
饮食	• 按计划 • 没按计划	• 按计划 • 没按计划	• 按计划 • 没按计划
10分钟晨练	• 完成 • 未完成	• 完成 • 未完成	• 完成 • 未完成
8分钟晚间运动	• 做了 • 没做	• 做了 • 没做	• 做了 • 没做
排便	• 有　　• 无	• 有　　• 无	• 有　　• 无
今天　**自我感觉**	😀 😊 😐 😕 😞	😀 😊 😐 😕 😞	😀 😊 😐 😕 😞
值得记忆的事			
就寝时间	• 22：00 • 23：00 • 更晚	• 22：00 • 23：00 • 更晚	• 22：00 • 23：00 • 更晚
明天　**必须做的事**	• 按计划饮食 • 晨练 • 晚间运动	• 按计划饮食 • 晨练 • 晚间运动	• 按计划饮食 • 晨练 • 晚间运动

星期二	星期三	星期四	星期五
☀ ☁ ☔	☀ ☁ ☔	☀ ☁ ☔	☀ ☁ ☔
● 按计划 ● 没按计划	● 按计划 ● 没按计划	● 按计划 ● 没按计划	● 按计划 ● 没按计划
● 完成 ● 未完成	● 完成 ● 未完成	● 完成 ● 未完成	● 完成 ● 未完成
● 做了 ● 没做	● 做了 ● 没做	● 做了 ● 没做	● 做了 ● 没做
● 有　● 无	● 有　● 无	● 有　● 无	● 有　● 无
☺ ☺ ☺ ☹ ☹	☺ ☺ ☺ ☹ ☹	☺ ☺ ☺ ☹ ☹	☺ ☺ ☺ ☹ ☹
● 22：00 ● 23：00 ● 更晚	● 22：00 ● 23：00 ● 更晚	● 22：00 ● 23：00 ● 更晚	● 22：00 ● 23：00 ● 更晚
● 按计划饮食 ● 晨练 ● 晚间运动	● 按计划饮食 ● 晨练 ● 晚间运动	● 按计划饮食 ● 晨练 ● 晚间运动	● 按计划饮食 ● 晨练 ● 晚间运动

第15天

早晨起床后先喝温水清理肠胃，然后每隔40~60分钟适量补水或喝茶。请注意——瘦身期间每天的饮水量最好不低于2升！

先测量填表再开始学习新的"10分钟晨练"。

瘦身食谱

晨起：饮温水500毫升

早餐：小米粥2份，小菜1份

加餐：桃或苹果1份，酸奶1份

午餐：米饭2份，红烧带鱼2份，荷兰豆炒豆腐干2份

加餐：酸奶1份

晚餐：米饭1份，韭菜炒鸡蛋2份，西红柿黑木耳汤1份

加餐：西瓜或橘子1份

睡前：可适量补充维生素

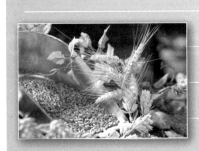

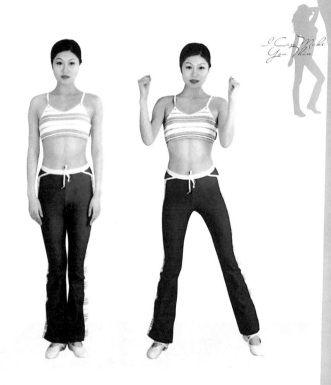

准备活动：2分钟。

侧并步150次

向侧迈步时脚尖先着地，两腿有弹性地屈伸，两臂屈同时前后自然摆动。

提示：以单向侧并步为计数单位，即左右各做1次侧并步计2次。

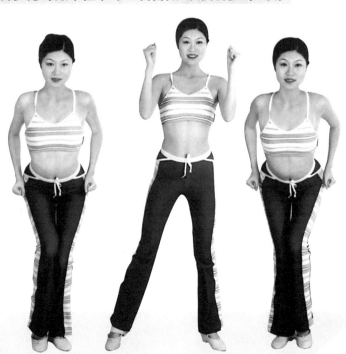

基本训练：7分钟。

每一个动作用较轻的重量、稍快的速度连续完成20次后，迅速地换下一个练习。做两轮。

1. 斯科特举：锻炼手臂

手持哑铃放于体侧，自然分腿站立；双手经胸前屈臂将哑铃举至肘关节约同肩高，两手小臂相靠，双手再向下经胸前打开将哑铃举至比肩稍高处，肘关节略弯曲。

2. 坐姿腿举：锻炼腹部

并腿坐在椅子上，双手可扶住椅背；将小腿向前伸直后还原。

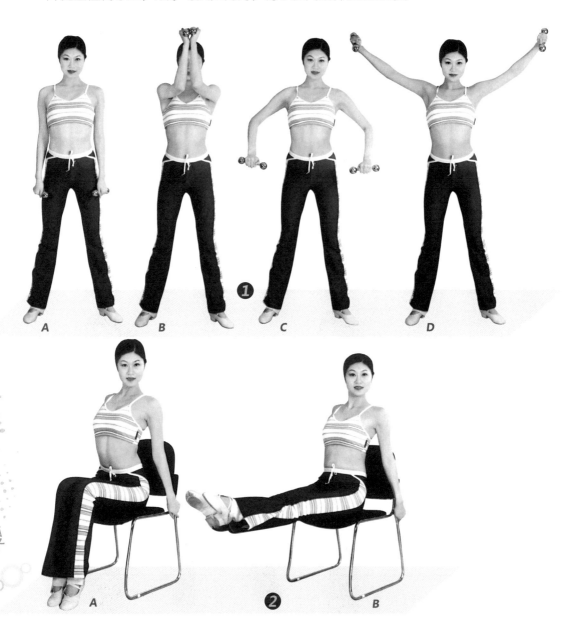

A   B   ❶   C   D

A   ❷   B

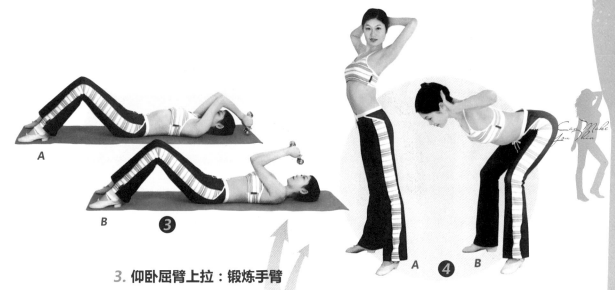

3. 仰卧屈臂上拉：锻炼手臂

屈膝分腿，平躺在垫子上，屈臂手持哑铃置于头后；保持屈臂将哑铃上拉至头前后还原。

4. 半蹲弓身：锻炼背部

分腿直立，双手扶于头后；屈膝半蹲同时上体前倾至身体约与地面平行，头部保持自然伸直后还原。

5. 臂屈伸：锻炼手臂

夹肘屈臂手持哑铃置于身体两侧，上体略前倾弓步站立；上臂保持不动，将小臂向后伸直后还原。

6. 侧转仰卧起坐：锻炼腹部

平躺在垫子上，屈膝分腿，两臂交叉手触肩；向左侧抬起上体，注意腰部不离开地面，头部保持自然伸直后还原，再换右边做相同动作，左右交替各做10次为1组。

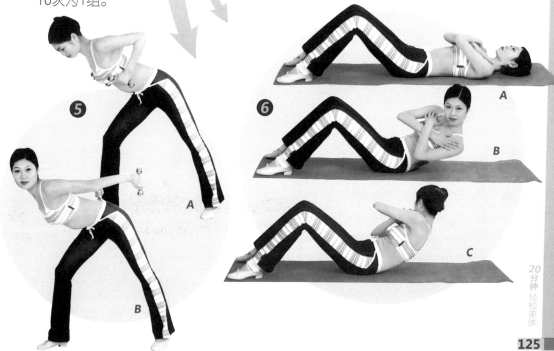

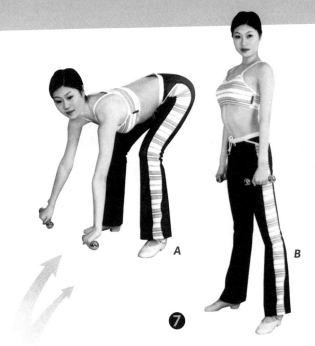

7. 屈腿硬拉：锻炼后背

屈膝分腿上体前倾，手持哑铃置于体前，手臂伸直，略抬头；将上体抬起成直立。

放松整理：1分钟。

1. 原地放松小跑80次、30秒

抬起腿，膝关节向前，脚尖可不离地，两臂放松自然抖动。

提示：以单脚触地为计数单位，即左右脚交替为2次。

2. 仰卧伸展30秒

仰卧臂上举，四肢向远端发力伸展，似俗称的"伸懒腰"。

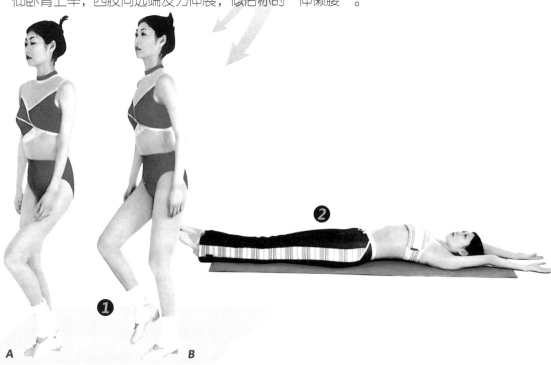

8分钟晚间运动 🕐

练习1与练习2交替进行，所有练习的第一组请您采用稍小的幅度、稍慢的速度以作为准备活动。两个练习各做3组后抖动或按摩锻炼部位使其放松。

1. 站立内收外摆腿：锻炼腿部

左手叉腰，右手轻扶椅背直立；左腿伸直内收至最大幅度后向侧外摆至最大幅度后还原，重复15次，换反面做相同动作重复15次为1组。

2. 跪姿俯撑腹部含展：锻炼腰腹

跪撑在垫子上，头部自然伸直，塌腰翘臀抬头至最大幅度，再收腹含胸低头至最大幅度，重复20次为1组。

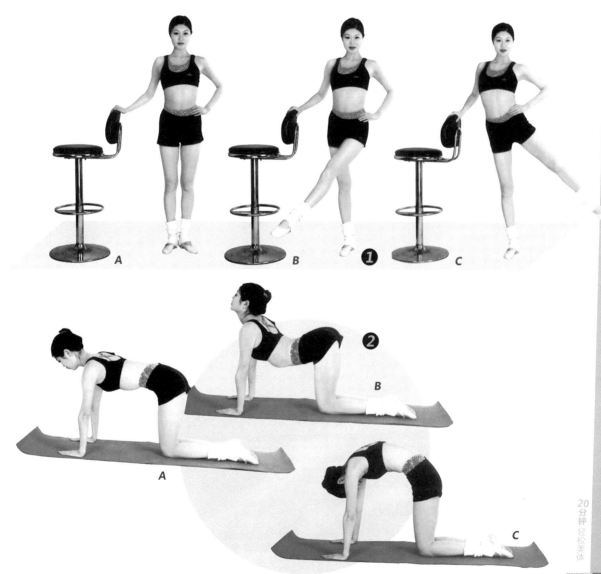

第16天

俗话说"不觅仙方觅睡方"。采用仰卧、自然放松的睡姿时枕头不宜高，能较好地承托颈部；采用侧卧、蜷曲如弓的睡姿时枕头以侧卧时颈部能自然伸直为好，侧卧睡眠还应定期调整方向，避免长时间朝向一侧。

瘦身食谱

晨起：饮温水500毫升

早餐：干麦片1份，牛奶2份，煮鸡蛋1个，蜂蜜适量

加餐：葡萄或李子1份

午餐：米饭2份，清蒸草鱼2份，油菜炒豆腐2份

加餐：冰激凌1份

晚餐：蒸土豆1份，蒜苗炒茄丝2份

加餐：橙或西瓜1份

睡前：可适量补充维生素

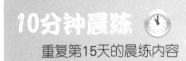

10分钟晨练

重复第15天的晨练内容

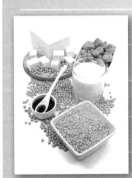

8分钟晚间运动 🕐

练习1与练习2交替进行，所有练习的第一组请您采用稍小的幅度、稍慢的速度以作为准备活动。两个练习各做3组后抖动或按摩锻炼部位使其放松。

1. 站立后举腿画圈：锻炼腿部

双手扶椅背直立，向后抬起左腿由内向外画圈经体前还原，尽量走最远的路线，注意膝关节要伸直，重复15次，再换右腿做相同动作15次为1组。

2. 跪姿俯撑：锻炼躯干

跪撑在垫子上，腹部内收，上体略前移使肩位于手部正上方，抬起小腿，保持平衡，控制30秒。

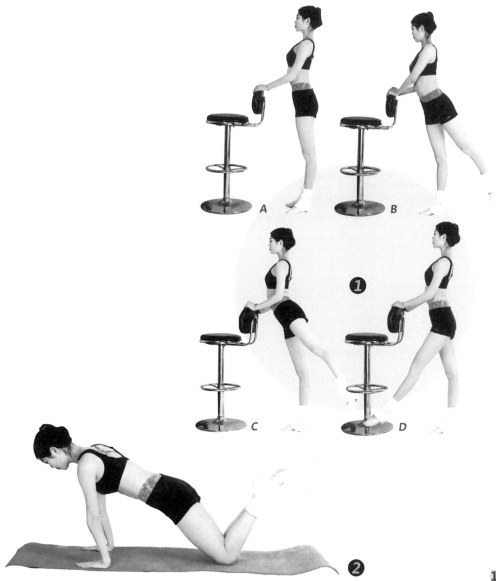

第17天

不要急于求成，逐渐养成良好的饮食习惯。
以爱喝含糖饮料为例，我们不妨先将加入饮料的糖换为蜂蜜，然后再逐渐减少每次放入蜂蜜的量；或者可以慢慢降低喝含糖饮料的频率，从每天都喝到两三天喝一次，再到六七天喝一次。总之是在自己可以接受的范围内渐渐改变。

瘦身食谱

晨起：饮温水500毫升

早餐：豆腐脑2份，煮鸡蛋1个，馒头1份

加餐：苹果或桃1份，酸奶1份

午餐：米饭2份，瘦牛肉1份炖萝卜、海带、芹菜拌豆腐丝2份

加餐：酸奶1份

晚餐：玉米粥2份，西红柿、蘑菇、炒油菜2份

加餐：橘子或橙1份

睡前：可适量补充维生素

10分钟晨练

重复第15天的晨练内容

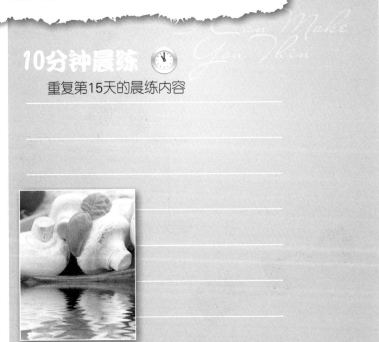

8分钟晚间运动 🕐

练习1与练习2交替进行，所有练习的第一组请您采用稍小的幅度、稍慢的速度以作为准备活动。两个练习各做3组后抖动或按摩锻炼部位使其放松。

1. 侧卧单腿内收：锻炼大腿内侧

左腿放在椅子上，右手扶头，左手自然放于体前侧卧于垫子上，将右腿向上内收到最大幅度后还原，重复15次换右腿做15次为1组。

2. 身体波浪左右伸展：锻炼躯干

并腿跪立；低头含胸，手臂前伸同时臀部坐于腿上，抬头挺胸，双手经下向后伸展同时跪立起，再向下坐的同时上体向左侧屈，左手扶地，右手自然向左前方伸并逐渐将上体展开，抬头挺胸，成左腿跪撑，右腿向侧伸直，右手向左后方伸展再还原。换反面做相同动作，左右交替各做10次为1组。

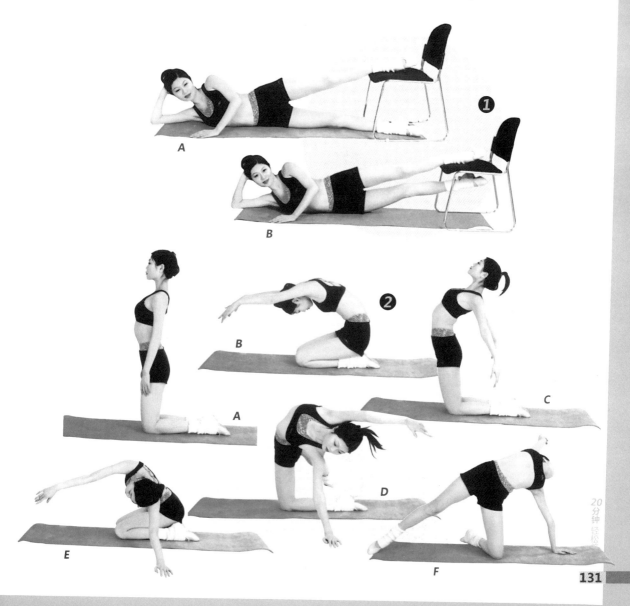

第18天

美国库博有氧运动研究所（Cooper Aerobics）的实验表明；在日常生活中有意识地活动身体的人，和连续6个月、一周5天、每天进行20~60分钟游泳或骑自行车等有氧运动的人相比，减少体重及体脂的程度几乎相同。

因此我们不妨将一些日常活动列入我们的瘦身计划，如整理庭院或阳台、打扫房间、夫妻间相互按摩、选远一点需步行前往的餐厅等。

瘦身食谱

晨起：饮温水500毫升

早餐：面包2份，煮鸡蛋1个，牛奶2份，蜂蜜适量

加餐：李子或葡萄1份

午餐：米饭2份，虾仁1份炒胡萝卜，黑木耳、荷兰豆炒藕丁2份

加餐：酸奶1份

晚餐：小米粥2份、西红柿、西兰花炒油菜2份

加餐：杏或橘子2份

睡前：可适量补充维生素

10分钟晨练

重复第15天的晨练内容

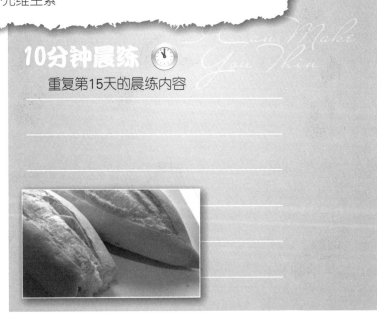

我能让你瘦

8分钟晚间运动 🕐

练习1与练习2交替进行，所有练习的第一组请您采用稍小的幅度、稍慢的速度以作为准备活动。两个练习各做3组后抖动或按摩锻炼部位使其放松。

1. 站立屈腿后举：锻炼大腿后侧和臀部

双手扶椅背，上体略前倾并腿站立，屈膝向后抬左腿至大腿与地面平行；向上举左腿至最大幅度后还原，换右腿做相同动作，左右交替重复10次为1组。

2. 地面波浪：锻炼躯干

并腿坐，臀部坐于腿上，上体前倾紧贴大腿，手臂贴于地面前伸，抬臀屈臂，身体贴着垫子向前做波浪，成上体立直，手臂、膝关节均伸直的姿态后沿原路线还原，此动作重复10次为1组。

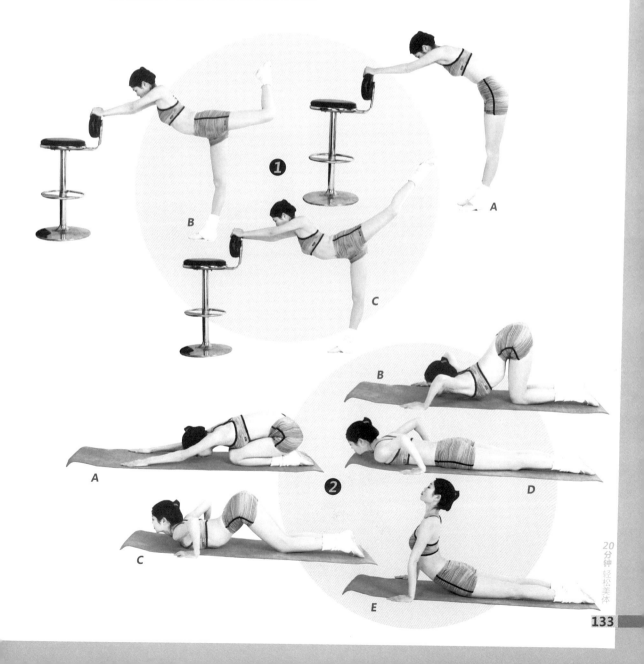

20分钟 轻松美体

第19天

完全拒绝脂肪不符合营养需求，因为我们需要脂肪来维持生命。脂肪是细胞新陈代谢必不可少的物质，尤其对于大脑细胞和神经系统更是如此。这能够补充脂溶性维生素A、D和E，以及身体无法制造但不可缺少的必需脂肪酸。

因此请食用脂肪，但不要过度。

瘦身食谱

晨起：饮温水500毫升

早餐：紫米粥2份，发糕1份，煎蛋1个

加餐：橙或杏1份，酸奶1份

午餐：米饭2份，去皮鸡肉1份炒扁豆，西红柿炒圆白菜2份

加餐：酸奶1份

晚餐：玉米1根，豆腐、海带、黑木耳、小白菜汤2份

加餐：梨或葡萄1份

睡前：可适量补充维生素

10分钟晨练

重复第15天的晨练内容

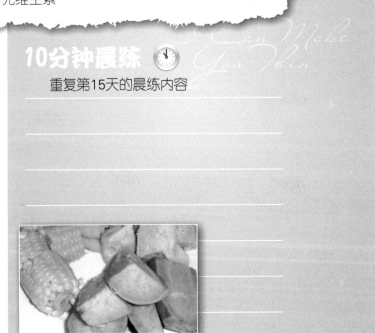

8分钟晚间运动 🕐

　　练习1与练习2交替进行，所有练习的第一组请您采用稍小的幅度、稍慢的速度以作为准备活动。两个练习各做3组后抖动或按摩锻炼部位使其放松。

1. 侧卧单腿画圈：锻炼腿部

　　左腿在上侧卧于垫子上，右前臂撑地，左手自然放于体前，左腿自前经上向后画圈后还原，注意膝关节要伸直，尽量走最远的路线，重复15次换右腿做相同动作15次为1组。

2. 俯卧背腿：锻炼背和臀部

　　俯卧在垫子上，双手交叠置于颌下；分腿将双腿向后抬起到最大幅度后还原，注意膝关节伸直，重复20次为1组。

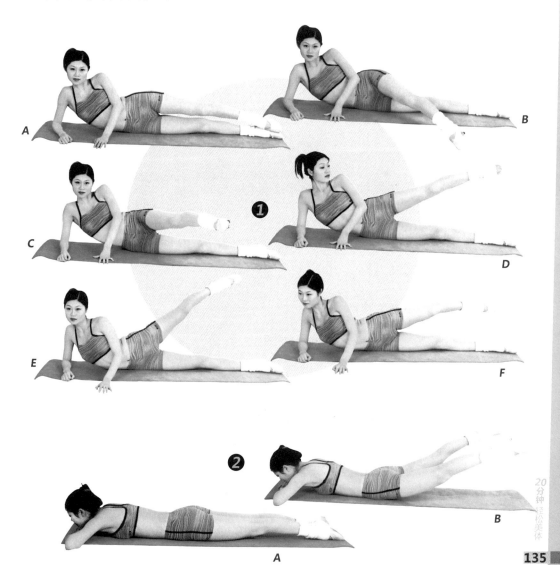

第20天

许多人认为食用蜂蜜、橄榄油和柠檬有益于皮肤的养护。专家的回答是：确实如此。

瘦身食谱

晨起：饮温水500毫升

早餐：麦片1份，牛奶2份，煮鸡蛋1个，蜂蜜适量

加餐：李子或葡萄2份

午餐：米饭2份，红烧带鱼2份，清炒油麦菜2份

加餐：酸奶1份

晚餐：蒸土豆1份，蒜苗拌豆腐丝2份

加餐：橘子或西瓜2份

睡前：可适量补充维生素

10分钟晨练

重复第15天的晨练内容

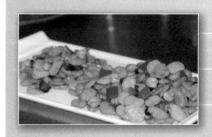

8分钟晚间运动 🕐

练习1与练习2交替进行，所有练习的第一组请您采用稍小的幅度、稍慢的速度以作为准备活动。两个练习各做3组后抖动或按摩锻炼部位使其放松。

1. 侧卧屈腿前举与直腿后摆：锻炼腿部

左腿在上侧卧于垫子上，右前臂撑地，左手自然放于体前；低头含胸同时屈左腿尽量前举，再抬头挺胸腿向后伸至最大幅度，注意膝关节要伸直，重复15次换右腿做相同动作15次为1组。

2. 侧卧侧屈：锻炼侧腰

屈腿，右手伸直侧卧在垫子上，左手屈臂自然放于头前；同时向侧抬上体和双腿至最大幅度后还原，重复15次换做反面相同动作15次为1组。

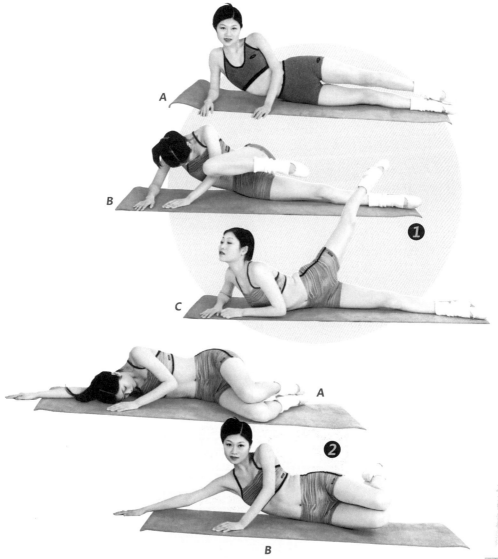

第21天

海带对放射性物质有特别的亲和力，海带胶质能促使体内的放射性物质随粪便排出体外，从而减少放射性物质在人体内的积聚，也减少了放射性疾病的发生率。

瘦身食谱

晨起：饮温水500毫升

早餐：豆腐脑2份，紫米馒头1份，煮鸡蛋1个

加餐：香蕉1份，牛奶2份

午餐：米饭2份，瘦牛肉1份炖海带，柿子椒炒茄丝2份

加餐：酸奶1份

晚餐：玉米粒1份，西红柿1份，油菜1份，黑木耳1份煮食

加餐：杏或柿子1份

睡前：可适量补充维生素

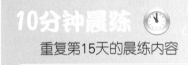

10分钟晨练

重复第15天的晨练内容

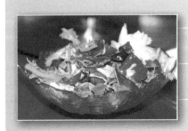

8分钟晚间运动

练习1与练习2交替进行，所有练习的第一组请您采用稍小的幅度、稍慢的速度以作为准备活动。两个练习各做3组后抖动或按摩锻炼部位使其放松。

1. 俯撑跪姿单腿斜后举：锻炼腿部

跪撑在垫子上；左腿向斜后方抬起至约与地面平行后还原，再换右腿做。左右交替各做10次为1组。

2. 坐姿腿屈伸：锻炼腹和腿部

并腿屈膝，低头含胸，大腿靠近胸部坐在垫子上，双手于体后撑地；抬头挺胸的同时双脚向前点地2次后伸直腿，再做双脚向后点地2次至还原，重复10次为1组。

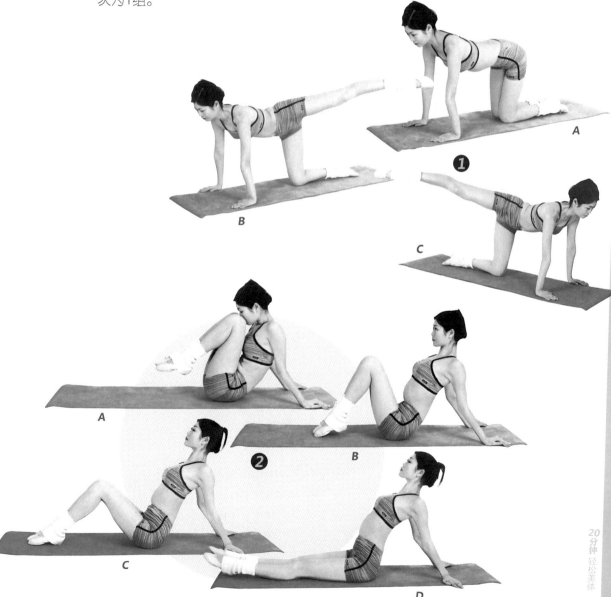

第三周**日志**

项目	实施情况 / 日期	星期六	星期日	星期一
	天气	☀ ☁ ☂	☀ ☁ ☂	☀ ☁ ☂
	饮食	● 按计划 ● 没按计划	● 按计划 ● 没按计划	● 按计划 ● 没按计划
	10分钟晨练	● 完成 ● 未完成	● 完成 ● 未完成	● 完成 ● 未完成
	8分钟晚间运动	● 做了 ● 没做	● 做了 ● 没做	● 做了 ● 没做
	排便	● 有　● 无	● 有　● 无	● 有　● 无
今天	**自我感觉**	😀 🙂 😐 🙁 ☹	😀 🙂 😐 🙁 ☹	😀 🙂 😐 🙁 ☹
	值得记忆的事			
	就寝时间	● 22：00 ● 23：00 ● 更晚	● 22：00 ● 23：00 ● 更晚	● 22：00 ● 23：00 ● 更晚
明天	**必须做的事**	● 按计划饮食 ● 晨练 ● 晚间运动	● 按计划饮食 ● 晨练 ● 晚间运动	● 按计划饮食 ● 晨练 ● 晚间运动

星期二	星期三	星期四	星期五
☀ ☁ ☂	☀ ☁ ☂	☀ ☁ ☂	☀ ☁ ☂
● 按计划 ● 没按计划	● 按计划 ● 没按计划	● 按计划 ● 没按计划	● 按计划 ● 没按计划
● 完成 ● 未完成	● 完成 ● 未完成	● 完成 ● 未完成	● 完成 ● 未完成
● 做了 ● 没做	● 做了 ● 没做	● 做了 ● 没做	● 做了 ● 没做
● 有　● 无	● 有　● 无	● 有　● 无	● 有　● 无
☺ ☺ ☺ ☺ ☹	☺ ☺ ☺ ☺ ☹	☺ ☺ ☺ ☺ ☹	☺ ☺ ☺ ☺ ☹
● 22：00 ● 23：00 ● 更晚	● 22：00 ● 23：00 ● 更晚	● 22：00 ● 23：00 ● 更晚	● 22：00 ● 23：00 ● 更晚
● 按计划饮食 ● 晨练 ● 晚间运动	● 按计划饮食 ● 晨练 ● 晚间运动	● 按计划饮食 ● 晨练 ● 晚间运动	● 按计划饮食 ● 晨练 ● 晚间运动

第22天

黑木耳等菌类植物有良好的抗癌作用，经常食用能清洁血液和解毒。
先测量填表再开始学习新的"10分钟晨练"。

瘦身食谱

晨起：饮温水500毫升

早餐：小米粥2份，发糕1份，煮鸡蛋1个

加餐：梨或橘子1份

午餐：米饭2份，菠菜炒黑木耳2份，鲫鱼烧豆腐2份

加餐：酸奶2份

晚餐：面条1份，西红柿、荷兰豆、柿子椒、小白菜等辅料2份

加餐：黄瓜1份

睡前：可适量补充维生素

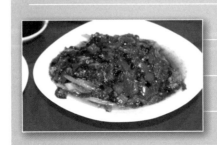

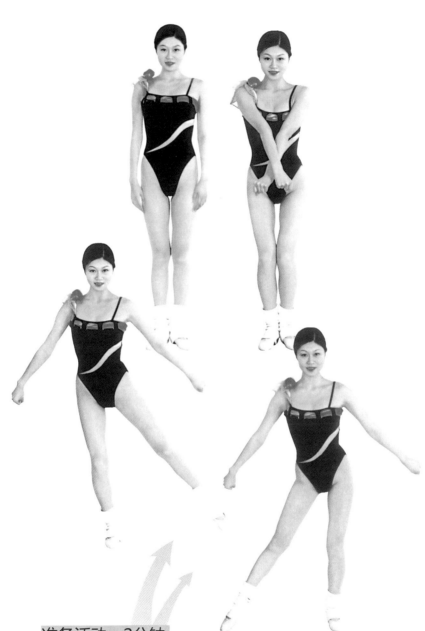

准备活动：2分钟

侧点地150次

一脚尖侧向点地时另一腿自然屈伸；直臂自然侧下摆动。

提示：以单侧点地为计数单位，即左右脚交替为2次。

基本训练：7分钟

每一个动作用较轻的重量、稍快的速度连续完成20次后，迅速地换下一个练习。做两轮。

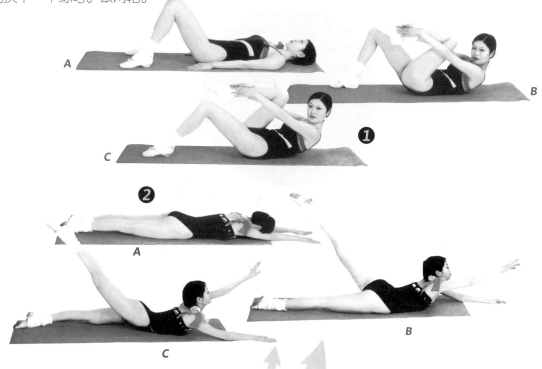

1. 举单腿仰卧起坐：锻炼腹部

分腿屈膝，平躺在垫子上，手臂自然放于体侧；起上体的同时向上收左腿，两臂自然前伸，手触左脚后还原。换右腿做相同动作，起上体时注意腰部不要离开地面，头保持自然伸直。

2. 异侧臂腿背起：锻炼背部

手臂前伸，俯卧在垫子上；向上举左腿的同时起上体抬右臂至最大幅度后还原，换反面做相同动作。

3. 侧转分腿仰卧起坐：锻炼腹部

分腿屈膝，平躺在垫子上，手臂侧上举置于地面；向左起上体的同时收左腿，右臂前伸手触左小腿后还原，换右腿做相同动作。起上体时注意腰部不要离开地面，头保持自然伸直。

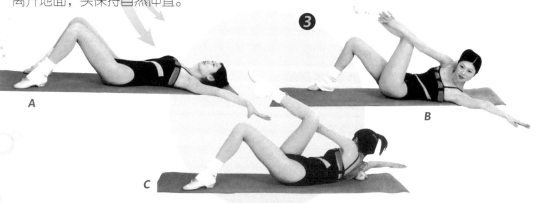

4. **跪姿异侧臂腿背起：锻炼腹、背、臀部**

跪撑在垫子上；向后举左腿的同时向前伸右臂，还原后换反面做相同动作。

5. **坐姿转体：锻炼腰部**

并腿屈膝，坐在垫子上，屈臂，双手扶于头后；向左转体至最大幅度后再向右转至最大幅度。

6. **坐姿体前屈：锻炼背部**

并腿屈膝，坐在垫子上，屈臂，双手扶于头后；上体前倾手臂前伸至胸紧贴大腿后还原。

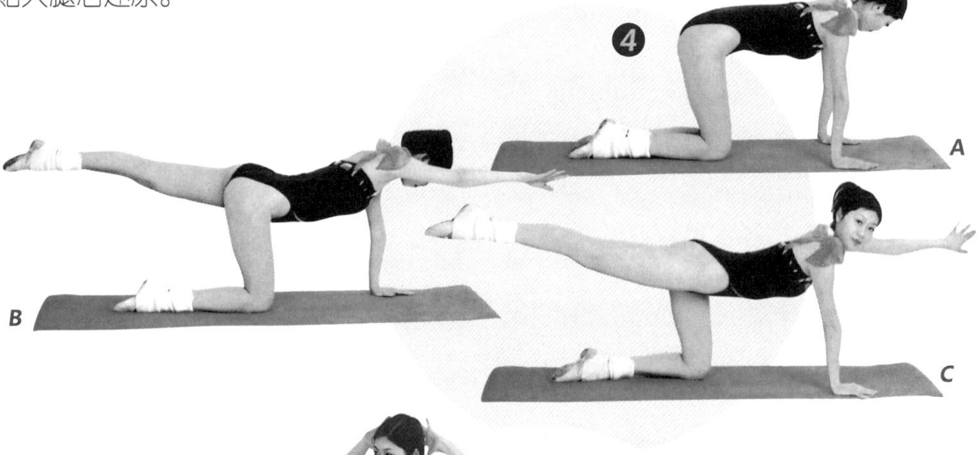

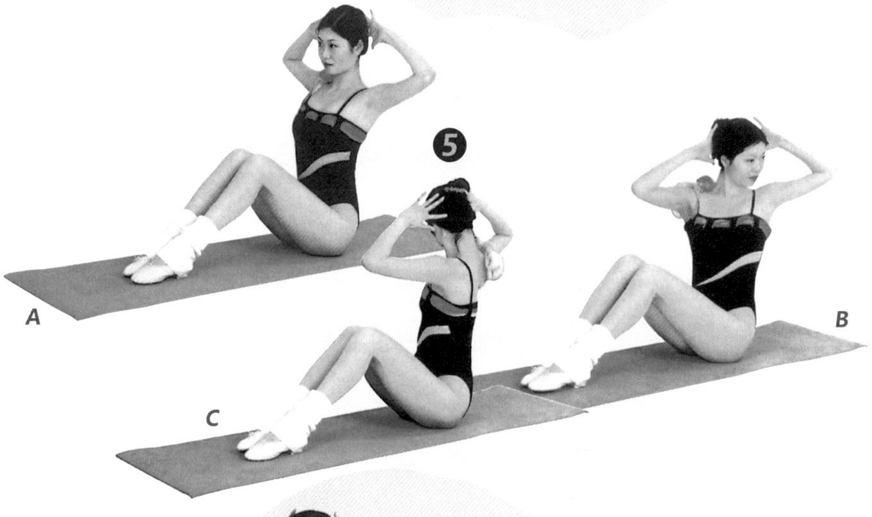

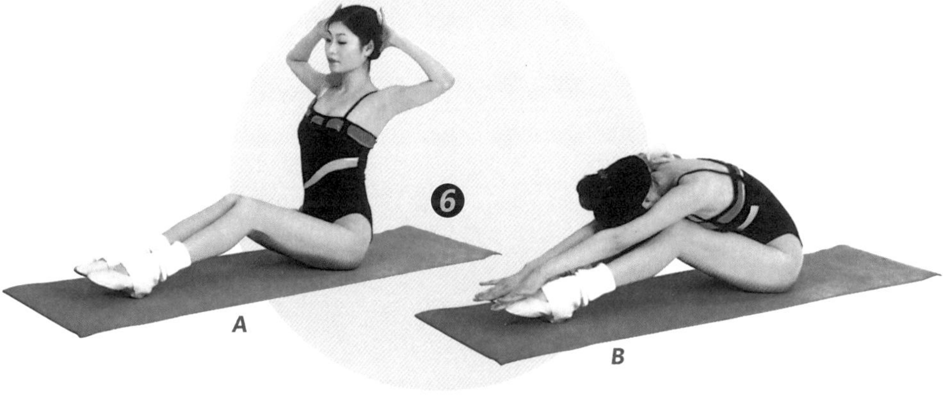

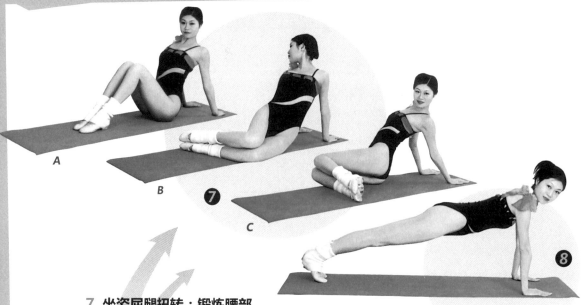

7. 坐姿屈腿扭转：锻炼腰部

并腿屈膝，坐在垫子上，双手于体后撑地；双腿向左扭转至最大幅度后再向右扭转至最大幅度。

8. 俯撑15秒：锻炼躯干

俯撑在垫子上，身体成一直线，注意不要翘臀和低头，保持身体平衡，控制15秒。

放松整理：1分钟

1. 原地放松小跑80次，30秒

抬起腿，膝关节向前，脚尖可不离地；两臂放松自然抖动。

提示：以单脚触地为计数单位，即左右脚交替为2次。

2. 仰卧伸展，30秒

仰卧臂上举，四肢向远端发力伸展，似俗称的"伸懒腰"。

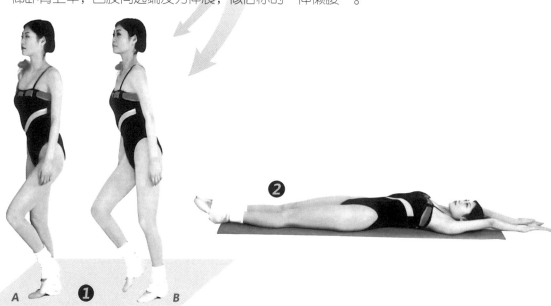

8分钟晚间运动 🕐

　　练习1与练习2交替进行，所有练习的第一组请您采用稍小的幅度、稍慢的速度以作为准备活动。两个练习各做3组后抖动或按摩锻炼部位使其放松。

1. 仰卧直角剪刀腿：锻炼腿部
　　直膝举腿与身体成直角躺在垫子上，双手自然放于体侧；双腿向两侧分开约45度，先做左腿在上的向内交叉收腿，再换右腿做，左右交替各做10次为1组。

2. 上步转体：锻炼腿部和腰部
　　直立；右腿向前迈步的同时双臂胸前平屈，随之重心前移抬左腿至大腿与地面平行，同时向左转体后落左腿还原，换反面做相同动作，左右交替各做10次为1组。

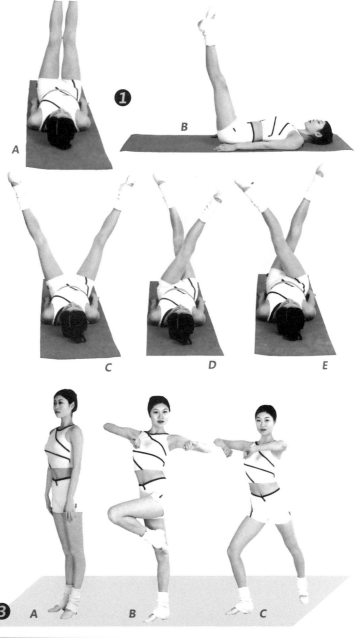

第23天

脱脂奶适合限制脂肪摄入量与注意身材的人饮用，其钙和B族维生素含量与全脂奶相同。但一瓶全脂奶带来的热量比同等脱脂奶带来的热量多两倍。

瘦身食谱

晨起：饮温水500毫升

早餐：面包2份，煮鸡蛋1个，脱脂奶2份

加餐：桃或苹果1份

午餐：米饭2份，去皮鸡肉1份炒黑木耳、蒜苗，清炒芥菜2份

加餐：无糖酸奶1份

晚餐：蒸南瓜2份，芹菜拌豆腐干、海带2份

加餐：梨或葡萄1份

睡前：可适量补充维生素

10分钟晨练

重复第22天的晨练内容

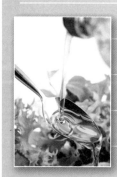

8分钟晚间运动 🕐

　　练习1与练习2交替进行，所有练习的第一组请您采用稍小的幅度、稍慢的速度以作为准备活动。两个练习各做3组后抖动或按摩锻炼部位使其放松。

1. 燕式平衡小腿屈伸：锻炼腿部

　　双手扶椅背直立；上体前倾同时将左腿直膝向后抬起至上体与腿均与地面平行，勾脚尖向后屈小腿至最大幅度再伸直，重复15次后换右腿做相同动作15次为1组。

2. 屈膝仰卧举腿：锻炼腹、腿部

　　并腿屈膝，躺在垫子上，双手自然放于体侧；向上举腿至关节伸直后还原，再将腿沿地面伸直后还原，重复20次为1组。

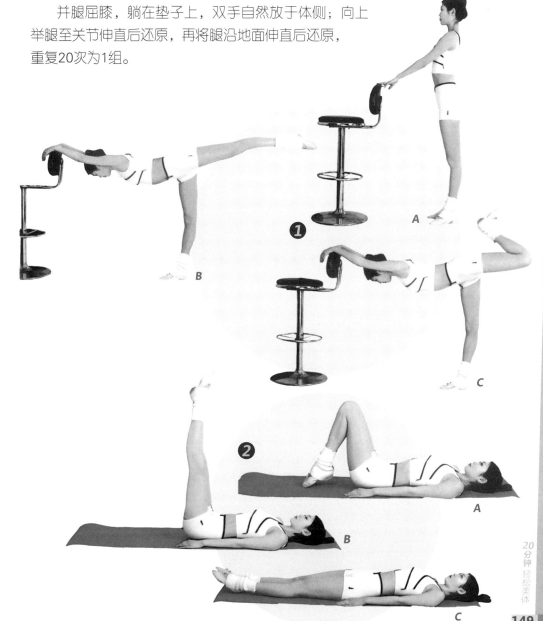

第24天

大脑充分休息才能提高智力水平。如果你每周用脑时间超过70小时但睡眠时间不足40小时即为过度用脑。请注意休息！

瘦身食谱

晨起：饮温水500毫升

早餐：豆腐脑2份，馒头1份，煮鸡蛋1个

加餐：李子或橙1份，无糖酸奶1份

午餐：米饭2份，瘦羊肉1份炖萝卜，清炒西兰花2份

加餐：无糖酸奶1份

晚餐：土豆1份，泡发后的海带、黑木耳1份，西红柿1个、油麦菜1份煮食

加餐：杏或葡萄1份

睡前：可适量补充维生素

10分钟晨练

重复第22天的晨练内容

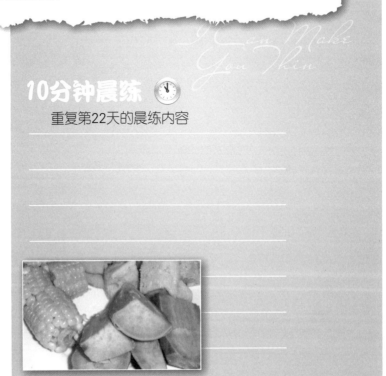

8分钟晚间运动 🕐

练习1与练习2交替进行，所有练习的第一组请您采用稍小的幅度、稍慢的速度以作为准备活动。两个练习各做3组后抖动或按摩锻炼部位使其放松。

1. 提踵与交替屈腿前举：锻炼大腿与小腿

双手叉腰直立；向上提踵落下后屈膝抬左腿至大腿与地面平行，还原后换右腿做相同动作，左右交替各做10次为1组。

2. 半蹲体前侧屈：锻炼腰部

双手叉腰直立；上体向左侧屈至最大幅度后向左转体90度再经左侧屈还原，换反面做相同动作，左右交替各做10次为1组。

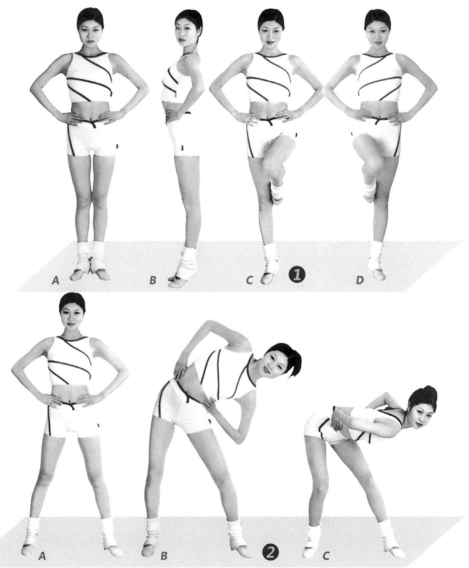

第25天

饱食容易引起记忆力下降，思维迟钝，注意力不集中，应激能力减弱。经常饱食，尤其是过饱的晚餐，因热量摄入太多，会使体内脂肪过剩，血脂增高，导致脑动脉粥样硬化。还会引起一种促使动脉硬化的蛋白质"纤维芽细胞生长因子"在大脑中成万倍地增长。脑动脉硬化的结果会导致大脑缺氧和缺乏营养，影响脑细胞的新陈代谢。

经常饱食，还会诱发胆结石、胆囊炎、糖尿病等疾病，使人未老先衰，寿命缩短。因此每餐七八成饱有益健康。

瘦身食谱

晨起：饮温水500毫升

早餐：豆浆2份，玉米面窝头2份，煮鸡蛋1个、小菜1份

加餐：桃或苹果1份

午餐：米饭2份，虾仁1份炒胡萝卜、西兰花，柿子椒炒茄丝2份

加餐：无糖酸奶2份

晚餐：菜花1份，泡发后的海带、黑木耳1份，西红柿1个，小白菜1份煮食

加餐：橙或李子1份

睡前：可适量补充维生素

10分钟晨练

重复第22天的晨练内容

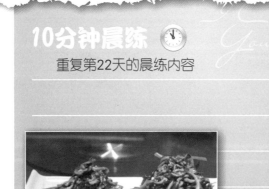

8分钟晚间运动 🕐

练习1与练习2交替进行，所有练习的第一组请您采用稍小的幅度、稍慢的速度以作为准备活动。两个练习各做3组后抖动或按摩锻炼部位使其放松。

1. 蹲起扩胸：锻炼肩和胸

双臂胸前平屈直立；两臂向后扩胸至最大幅度同时屈膝半蹲后还原，重复20次为1组。

2. 爬绳仰卧起坐：锻炼腹部

分腿屈膝，躺在垫子上，手臂自然放于体侧；左右手依次向上做爬绳动作3次，同时起上体后还原，注意腰部不离开地面，头部保持自然伸直，重复20次为1组。

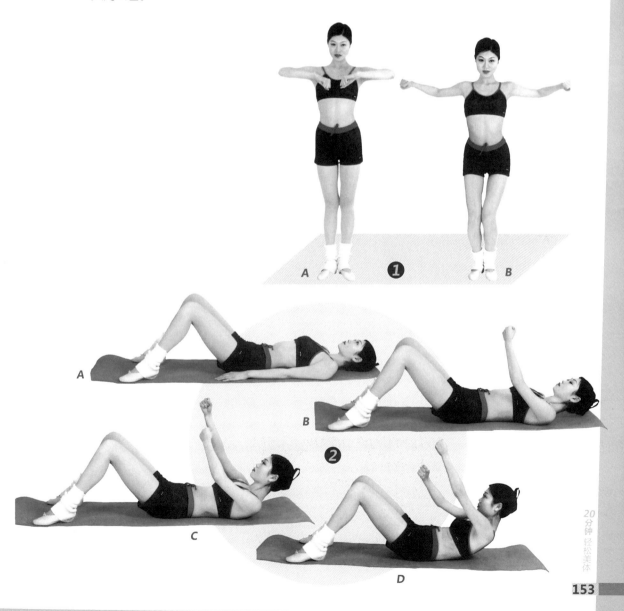

第26天

研究表明：一个人能有小憩的时间其工作能力明显提高，与那些工作中不做任何休息的人相比可提高30%。

瘦身食谱

晨起：饮温水500毫升

早餐：小米粥2份，煮鸡蛋1个、小菜1份

加餐：香蕉1份，脱脂奶2份

午餐：米饭2份，红烧去皮鸡肉2份，西红柿炒圆白菜2份

加餐：无糖酸奶2份

晚餐：蒸南瓜2份，豆腐、海带、黑木耳、芥菜等2份煮食

加餐：橘子或桃1份

睡前：可适量补充维生素

10分钟晨练

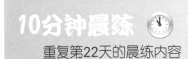

重复第22天的晨练内容

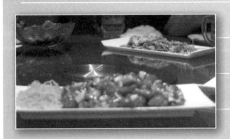

8分钟晚间运动

练习1与练习2交替进行，所有练习的第一组请您采用稍小的幅度、稍慢的速度以作为准备活动。两个练习各做3组后抖动或按摩锻炼部位使其放松。

1. 站立同侧臂腿侧举：锻炼腿部

右手扶椅背直立；向侧抬左腿同时左手侧举后还原，重复15次换右腿做相同动作15次为1组。

2. 变向提踵：锻炼小腿

双手叉腰直立；向上提落踵1次后屈腿向左侧提踵再还原，换反面做相同动作，左右交替各做10次为1组。

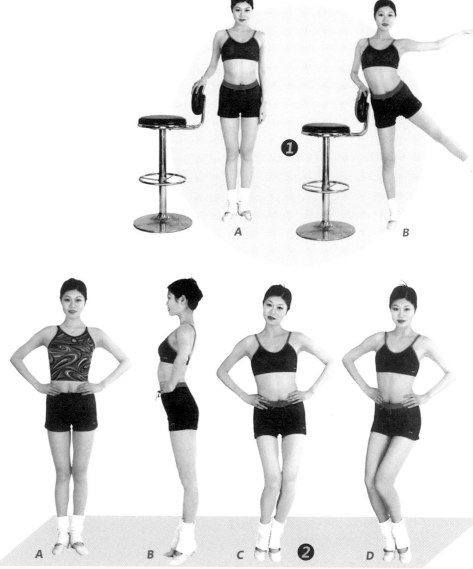

第27天

人不吃不喝可以存活7天，但若一点不睡就只能存活4天。美国一份医学报告指出，现代人工作繁忙，加上夜生活多姿多彩，平均睡眠时间比以前的人少了1.5个小时。

瘦身食谱

晨起：饮温水500毫升

早餐：面包2份，煮鸡蛋1个、脱脂牛奶2份，蜂蜜适量

加餐：苹果或桃1份

午餐：米饭2份，清炒油麦菜2份，鲫鱼炖豆腐2份

加餐：无糖酸奶2份

晚餐：蒸土豆1份，海带、黑木耳、西红柿、萝卜2份煮食。

加餐：黄瓜1份

睡前：可适量补充维生素

10分钟晨练

重复第22天的晨练内容

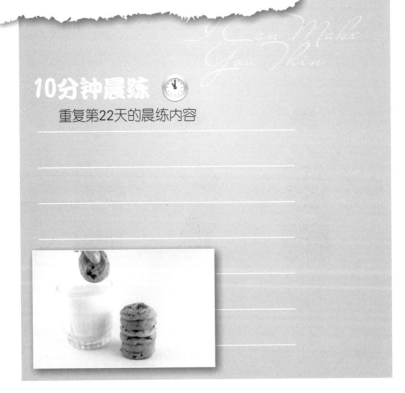

8分钟晚间运动 🕐

练习1与练习2交替进行，所有练习的第一组请您采用稍小的幅度、稍慢的速度以作为准备活动。两个练习各做3组后抖动或按摩锻炼部位使其放松。

1. 仰卧单腿画圈：锻炼腿部

仰卧在垫子上，手臂自然放于体侧，抬起左腿自内经上向外画圈后还原，再换右腿做相同动作，左右交替做10次为1组。注意画圈时膝关节要伸直。

2. 弹动单腿后举：锻炼大腿和臀

双手扶椅背直立，屈膝半蹲后伸膝立直，同时将左腿后举至最大幅度后还原，换反面做相同动作，左右交替各做10次为1组。

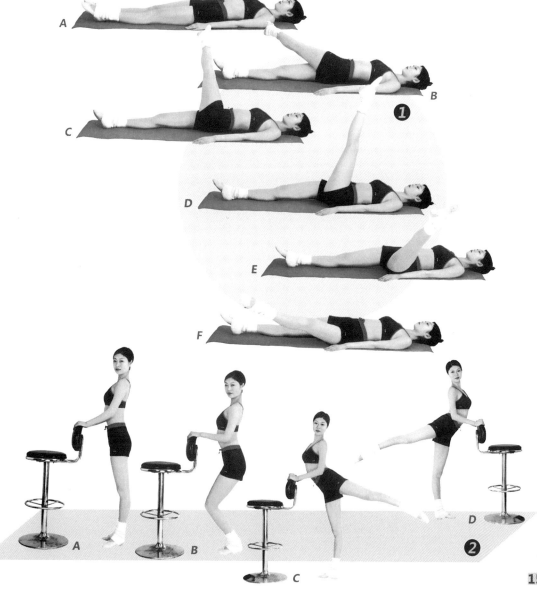

第28天

只有想不到，没有做不到。

瘦身食谱

晨起：饮温水500毫升

早餐：粗粮面包2片，煎蛋1个、脱脂牛奶2份

加餐：黄瓜1份

午餐：米饭2份，清蒸草鱼2份，蒜苗炒茄丝2份

加餐：无糖酸奶1份

晚餐：豆腐1份，海带、黑木耳、西红柿、芥菜等辅料2份煮食

加餐：葡萄或西瓜2份

睡前：可适量补充维生素

10分钟晨练

重复第22天的晨练内容

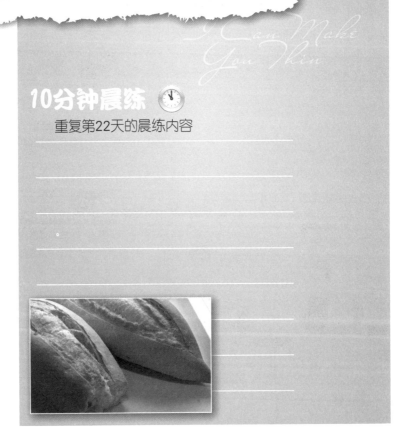

8分钟晚间运动

练习1与练习2交替进行，所有练习的第一组请您采用稍小的幅度、稍慢的速度以作为准备活动。两个练习各做3组后抖动或按摩锻炼部位使其放松。

1. 原地壁虎爬行：协调全身

俯卧在垫子上，双臂自然前伸；同时屈左臂和左腿，在伸直左臂和左腿的同时屈右臂和右腿，注意身体始终贴在垫子上似壁虎爬行，左右交替各做10次为1组。

2. 坐姿举分腿：锻炼腹、腿部

并腿屈膝，坐在垫子上，前臂撑于地面；伸膝将双腿举至与地面垂直后两腿分开约45度，再并腿屈膝还原，重复20次为1组。

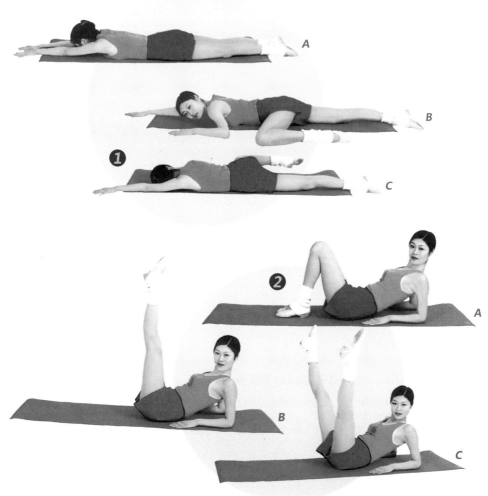

第29天

大量的鲜榨果蔬汁进入人体消化系统后，会使血液呈碱性，把积存在细胞中的毒素溶解，并排出体外。因此鲜果汁、鲜蔬汁是"肠道清洁剂"。

瘦身食谱

晨起：饮温水500毫升

早餐：豆浆两份，紫米馒头2份，煮鸡蛋1个，小菜1份

加餐：无糖酸奶1份

午餐：米饭2份，瘦肉1份炒胡萝卜、黑木耳，香菇油菜2份

加餐：黄瓜1份，无糖酸奶1份

晚餐：玉米粒1份，西红柿、荷兰豆、菜花等辅料2份煮食

加餐：桃或橙1份

睡前：可适量补充维生素

10分钟晨练

重复第22天的晨练内容

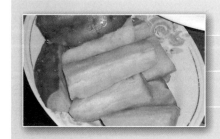

8分钟晚间运动 🕐

　　练习1与练习2交替进行，所有练习的第一组请您采用稍小的幅度、稍慢的速度以作为准备活动。两个练习各做3组后抖动或按摩锻炼部位使其放松。

1. 移重心体前屈：锻炼腿部

　　分腿直立，屈左膝同时右手扶左膝，左手向后伸展，换反面做相同动作。左右交替各做10次为1组。

2. 吸腿绕臂：锻炼腿、肩部

　　直立；屈膝抬左腿至大腿与地面平行，同时双臂自前经上向后绕环。还原后抬右腿双手向前绕环，左右交替做10次为1组。

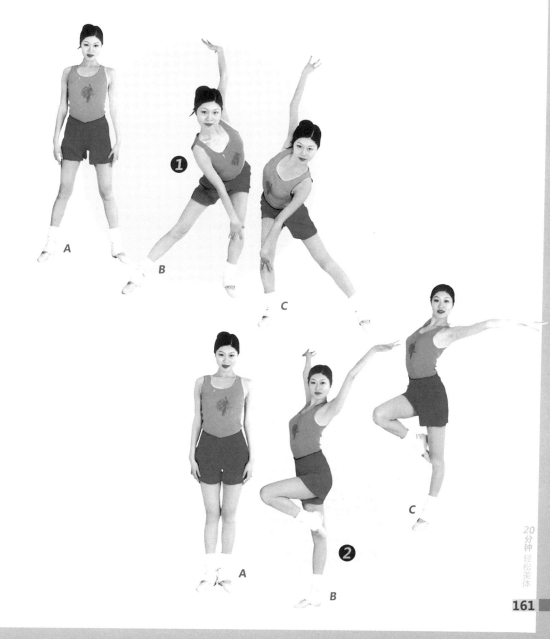

第30天

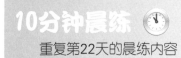

面对镜子；展露你最美好的笑容并告诉自己：我是最棒的！

测量后请穿上那条30天前你穿着非常合身的裤子，它就是锻炼成果最好的证明。

瘦身食谱

晨起：饮温水500毫升

早餐：粗粮面条1份，海带、黑木耳1份，西红柿1个，鸡蛋1个煮食

加餐：橘子或梨1份，无糖酸奶1份

午餐：荷叶饼2份，烤鸭2份，黄瓜2份，葱酱适量，油菜竹笋汤2份

加餐：无糖酸奶1份

晚餐：小米粥2份，芹菜拌豆腐干2份

加餐：梨或葡萄1份

睡前：可适量补充维生素

10分钟晨练

重复第22天的晨练内容

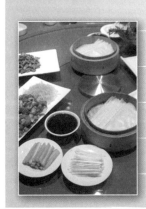

8分钟晚间运动 🕐

练习1与练习2交替进行，所有练习的第一组请您采用稍小的幅度、稍慢的速度以作为准备活动。两个练习各做3组后抖动或按摩锻炼部位使其放松。

1. 坐姿划船：锻炼背、腿部
双腿伸直坐在垫子上，手臂前举，双手后拉至最大幅度同时屈左膝至胸前，还原后换反面做相同动作，左右交替各做10次为1组。

2. 陆地自由泳：协调全身
俯卧在垫子上，两腿分开向后抬起至最高点，膝关节伸直，同时起上体双臂自然前伸；屈左臂同时左腿下压右腿上，抬头向左转，伸直左手同时屈右臂，右腿下压左腿上，抬头向右转，模仿自由泳动作，左右依次各做10次为1组。

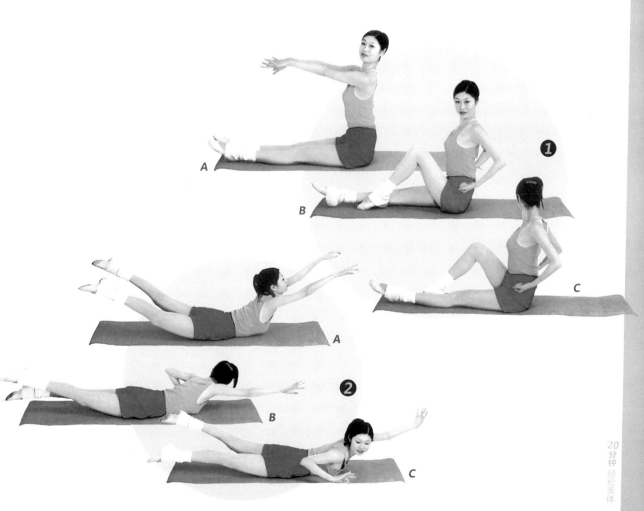

第四周**日志**

项目	实施情况	日期	星期六	星期日	星期一
		天气	☀ ☁ ☂	☀ ☁ ☂	☀ ☁ ☂
	饮食		● 按计划 ● 没按计划	● 按计划 ● 没按计划	● 按计划 ● 没按计划
	10分钟晨练		● 完成 ● 未完成	● 完成 ● 未完成	● 完成 ● 未完成
	8分钟晚间运动		● 做了 ● 没做	● 做了 ● 没做	● 做了 ● 没做
	排便		● 有　　● 无	● 有　　● 无	● 有　　● 无
今天	**自我感觉**		☺ ☺ ☺ ☹ ☹	☺ ☺ ☺ ☹ ☹	☺ ☺ ☺ ☹ ☹
	值得记忆的事				
	就寝时间		● 22：00 ● 23：00 ● 更晚	● 22：00 ● 23：00 ● 更晚	● 22：00 ● 23：00 ● 更晚
明天	**必须做的事**		● 按计划饮食 ● 晨练 ● 晚间运动	● 按计划饮食 ● 晨练 ● 晚间运动	● 按计划饮食 ● 晨练 ● 晚间运动

星期二	星期三	星期四	星期五
☀ ☁ ☂	☀ ☁ ☂	☀ ☁ ☂	☀ ☁ ☂
• 按计划 • 没按计划	• 按计划 • 没按计划	• 按计划 • 没按计划	• 按计划 • 没按计划
• 完成 • 未完成	• 完成 • 未完成	• 完成 • 未完成	• 完成 • 未完成
• 做了 • 没做	• 做了 • 没做	• 做了 • 没做	• 做了 • 没做
• 有　　• 无	• 有　　• 无	• 有　　• 无	• 有　　• 无
☺ ☺ ☺ ☺ ☹	☺ ☺ ☺ ☺ ☹	☺ ☺ ☺ ☺ ☹	☺ ☺ ☺ ☺ ☹
• 22：00 • 23：00 • 更晚	• 22：00 • 23：00 • 更晚	• 22：00 • 23：00 • 更晚	• 22：00 • 23：00 • 更晚
• 按计划饮食 • 晨练 • 晚间运动	• 按计划饮食 • 晨练 • 晚间运动	• 按计划饮食 • 晨练 • 晚间运动	• 按计划饮食 • 晨练 • 晚间运动

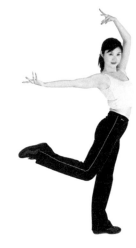

30天

让我们验证功效！

如果能严格执行计划，认真地度过30天，现在的您一定觉得精神焕发，体力充沛。再穿上30天前您准备的那条当时非常合身的裤子，已经成功炫出体线的您是否觉得更有成就感了呢？

减肥过程中必须严格控制，减到正常体重后偶尔多吃点儿也问题不大。但只能偶尔不可经常。
保持对饮食的调节，坚持晨练、晚练等运动习惯，你一定会越来越健康！越来越美丽！
祝贺你！

我能让你瘦